# RAYUELA HACIA EL CENTRO

## (crónicas de un camino)

PATRICIA RIOS

Many thanks to
Rafael Edwards – art work
Jean-Marc Grambert – cover design
Kurt Heyl - photography
Martin Anderson - typesetting
for their generous help.

patricia.v.rios@gmail.com

This book was first published in 2008 at Lulu.com, the United States
of America.

ISBN  978-0-615-26444-8

*al ser humano que en eterna renovación
acuna en su seno
la sensibilidad venidera*

# PROLOGO

Lo que comenzó como una lectura casual de *Rayuela Hacia el Centro*, de Patricia Ríos, pronto se convirtió en mucho más que eso. Me sorprendió descubrir que de alguna forma me había hecho cautiva de aquel "mundo" creado por esta talentosa escritora. En estos tiempos en que las librerías están repletas de libros finamente escritos y bellamente presentados -que con demasiada frecuencia no dicen nada- es motivo de celebración el encontrar uno en que el maravilloso uso del lenguaje es sólo la expresión más externa de la importante reflexión del autor sobre un tema que perdura. No es nada menos que la inspirada y resuelta búsqueda del sentido de la existencia y la reconciliación en un mundo de violencia, accidente y contradicción. Es ese enfoque señalado en su declaración inicial lo que vincula prosa y la poesía. Aunque cada uno de los escritos pudiera encuadrarse por sí solo en un sentido literario, es gracias al interés declarado que el trabajo en su totalidad se convierte en una narrativa coherente que va más allá de lo meramente literario.

Es con la voz íntima de la experiencia que Patricia nos guía a través de sus *crónicas de un camino*. Posee la lucidez del que observa para capturar las sutilezas de lo absurdo y, a menudo, lo revelador de los gestos y estados de ánimo, capaces de recoger la supuesta normalidad de la vida cotidiana y transformarla en encuentros con lo monstruoso o lo inspirado. Su tratamiento de situaciones biográficas, imágenes ficticias, reflexiones o divagaciones, elimina las barreras que con frecuencia reglamentan artificialmente la comprensión de nuestra experiencia vital. Ella presenta a sus lectores un todo integrado donde lo interno y lo externo -ya sea vivido o imaginado- tienen la misma importancia.

Podría decirse que éste es un ejemplo del llamado *Realismo Mágico latinoamericano*, pero no queda claro lo que lograríamos con intentar dicha caracterización. Tal vez sea más simple y más revelador mirar a *Rayuela Hacia el Centro* como la obra de una voz sensible e inteligente de estos tiempos... a una mujer latinoamericana moderna y lo suficientemente perceptiva como para no creer en un mundo "natural y dado" de supuestos accidentes y opuestos. En realidad, ella habla con una voz más interna. Es la voz de quien ha elegido intencionalmente abrirse a otro tipo de vida, sensibilidad y experiencia interna, en búsqueda del Sentido Mayor expresándose con libertar en cuanto a forma y en cuanto a fondo.

Karen Rohn

## DECLARACION DE INTENTO

*Te ofrezco en estas páginas una recopilación de experiencias, comprensiones e intuiciones, en mi intento de conocer el fin del sufrimiento y el principio de la reconciliación alejada de la venganza, paradas que reconozco necesarias en el proceso de transformación de la vida que va en búsqueda de lo profundo y lo sagrado. Estas crónicas de un camino hechas en diferentes formas y de acuerdo al ámbito del que surgen, incluyen vivencias en el mundo externo, recuentos de vivencias internas (a las que llamo trabajo personal), sueños, divagaciones, intuiciones y simples ocurrencias. Plasmo estas experiencias en su forma original pues cada cual posee una textura y lenguaje que representa un aspecto del paisaje interior y de lo que recojo de la realidad externa. Asimismo, estas crónicas no están necesariamente ordenadas cronológicamente sino que de acuerdo a temas generales que seguramente variarían según quien lleve a cabo dicha búsqueda y recuento. De mis vivencias, naturalmente he elegido las que considero de mayor influencia y peso en la economía de mi existencia.*

*Es claro que este escrito no contiene fórmulas y menos dictados que debes seguir so pena de no lograr lo que buscas, sino que se trata de un testimonio que intenta reconocer y alentar tu propia búsqueda. Siendo así, la interpretación y las asociaciones que surjan de su lectura, así como su grado de relevancia, quedan en tus manos e inevitablemente serán cotejadas con tu propia experiencia. Debo añadir que confío en tu sabiduría y capacidad de desplazamiento por la aparente maraña del mundo externo e interno, confío en tu dirección, confío en tu resolución y en tus intenciones que, sospecho, son tan similares a las mías.*

*Encontrarás aquí conceptos como La Fuerza, El Guía Interno, y otros que trataré de describir según los entiendo e interpreto desde mi propia experiencia y desde mi propio paisaje. Más, si te interesa ir a la fuente para estudiar dichos conceptos a fondo, te aconsejo consultar los Volúmenes I y II de Obras Completas de Silo, su autor y maestro en estos temas.*

*De mí te diré que nací hace ya medio siglo, al sur de Sudamé-*

rica. El invierno con sus rigores acompañó a mi madre, primeriza menuda y ya madura, a alumbrar cuando comenzaban a despertarse las aves del alba y aun no se iban las de la oscuridad. ¡Ay, mi alma, una niña más para el mundo...! suspiró a su lado la matrona. Afuera se cernía la escarcha de la mañana cuando mi madre me allegó a sus pechos y comencé a recuperarme del accidente de nacer. Ella era una mujer romántica que gustaba ponderar intangibles, la intención de la temperatura, el pasado de una hoja y el significado de los lunares. A su lado crecí entre mundos, intereses, culturas y sueños. Pero mi vida, como la tuya, no siempre sería fácil. Para ello mi padre me enseñó a luchar. Las sesiones de entrenamiento se hacían en la tarde cuando él volvía de sus quehaceres. Comenzaban en el sofá de la sala y terminaban en el piso a revolcones. Yo bufaba como cachorro enrabiado mientras él entre risas y cachetadas me entrenaba para retroceder cuando era prudente y arremeter cuando la oportunidad se presentaba. Nunca gané la lucha pues mi padre era un hombre corpulento que no se dejaba vencer y yo era todavía muy chica e ingenua. Pero con la práctica aprendí a captar intenciones, a esquivar golpes y cuando no lo hacía, a recuperarme pronto. En esos días tenía cuatro años y mi padre era un joven universitario comprometido con la lucha social y política, por la que un día perdería la vida. Mis padres son dos grandes influencias en mi camino, el resto lo han hecho los acontecimientos, los accidentes y mis propios pasos. Como tú, crecí inquisitiva y tímida. Hubo tiempos en que no me manifesté por dudar del valor de mi experiencia. A veces me faltó fe en mi habilidad para ayudar a otros. A veces pensé que todos podían cambiar menos yo, pues no contaba con la capacidad necesaria. Sí, como tú, cometí actos inspirados y cometí errores. Sin embargo nunca es demasiado tarde y todo error se puede reparar, me lo ha dicho una amiga. Asimismo, algo me mantiene leal a esa tierna llama interna, a esa dirección de libertad que nunca ha dejado de ser en mí y que ahora deseo alimentar. Con el tiempo voy comprendiendo que mi aspiración es ser indoblegable en mi comunión con lo sagrado, aquel soplo que impulsa la vida en su eterno avance y transformación.

Ya ves, en mayor o menor medida, mi historia es la tuya y la de quien busca más allá de lo aceptado. Tú en tu paisaje de gente, amigos y enemigos, tiempos, eventos y lugares -y yo en el mío- añoramos el fin del sufrimiento y el renacer de la compasión. Nuestros actos son intentos de reconciliación con otros y con nosotras mismas. Tú y yo nos preparamos para asistir a la muerte de la muerte y el fin de la violencia.

¡Que no estemos solas en nuestros intentos, pues! Que las diosas hechas a nuestra imagen y semejanza nos acompañen. Que nuestros guías nos protejan de la frustración del fracaso. Que de nuestro pecho broten actos inspirados y generosos. ¡Que no cejemos hasta juntar los cielos y la tierra en un concierto de armonía nunca antes visto!

APERTURA

*Como en mis juegos de niña*
*me paro a ojos cerrados*
*al borde del vasto abismo.*

*¡Pero ya no soy la misma!*

*La profundidad me sobrecoge*
*mis ojos intimidados*
*se abren y huyen hacia mis pies*
*humildes porciones de carne*
*hueso y sangre palpitante.*

*¿Qué podrán estos pies contra ti abismo?*

*La humillación me ruboriza*
*palpita el cuerpo*
*me inundo de lágrimas rebeldes*
*y casi sucumbo.*

*Entonces afloras de lo profundo y me hablas.*

*¡Ay niña!*
*¡qué ganas de verte derrotando a la muerte! dios tirano*
*dios truquero.*

*¿Qué haremos para que tu mirada penetre*
*inconmovible*
*montañas y selva enmarañada?*

*Te hablaré con dulce aspereza*
*con compasión*
*sin tregua.*

*¡Ya sabrás que somos divinas!*

*Del alto monte bajarán aguas bellas*
*a desmancharnos de sufrimiento.*

*¡La mezquindad y la pequeñez jubiladas!*

*Y morirá la muerte*
*en una ronda de mil manos enlazadas.*

*Así te digo niña*
*un día volaremos sobre el abismo*
*imperecederas.*

# JUEGOS DEL SUR

# LA MUERTE

## (preparación para el destierro)

Era verano y Sara tenía seis años cuando llegó a casa de sus abuelos. Allí en el sur la niña cambió por primera vez. Quién sabe si habrá sido el paisaje de tierra roja, volcanes activos, arroyos caudalosos, granizo y bosques enmarañados -o si fueron los indios que se le metieron por la piel hasta el alma. Tal vez fue su incipiente y accidentado contacto con lo sagrado. En fin, Sara cambió en el sur.

La niña venía de la capital donde vivía a cinco pisos del suelo en un edificio de departamentos en cuyo subterráneo funcionaba una clínica oncóloga que contenía una bomba de cobalto. En Santiago Sara había sido dócil, cándida y respetuosa de semáforos y puertas cerradas. La única audacia que había cometido hasta entonces fue sacar medio cuerpo afuera por la ventana de la sala para mirar el vacío, audacia que pagó de inmediato cuando su padre sorprendiéndola en el acto y, para asegurarse de que la niña no lo volviera a hacer, la agarró súbitamente de los tobillos y la suspendió en el aire durante siete segundos.

El sur del verano era un universo nuevo para Sara y la casa de sus abuelos, un mundo a la espera de ser explorado. Allí aprendió los olores y el crujir de los pisos de cada habitación. Descubrió dónde guardaba su tía la colección de revistas de historietas y las almendras de las que tanto gustaba. Allí se acostumbró a sacar confites de un cajón del ropero a vista y paciencia del Cristo que colgaba en la pared sobre la cama de sus abuelos. Pero era la cocina y los aposentos de la servidumbre lo que más le gustaba de aquella casa. Por ahí, siempre había algún gato dormitando debajo del fogón, o tal vez en la despensa, ronroneando e ideando formas de descolgar los quesos, carnes y embutidos que pendían del techo. Y lo principal en aquellos aposentos eran las sirvientas, todas indias Mapuche. Los humores de las mujeres mezclados con los deliciosos alimentos que preparaban al calor del fogón quedaron grabados en la mente de la niña, como símbolo de la vida que se abre camino entre lo terreno y lo divino. Detrás de la cocina estaban el cuarto y el baño de la servidumbre, habitaciones sombrías y de paredes amarillentas, descascaradas y desnudas que daban a un pequeño patio donde crecían sin supervisión plantas y hierbas silvestres. Sara se pasaba el día detrás de las indias, acompañándolas en sus quehaceres y mimetizándose con su mundo en el que Dios y el Diablo coexistían como parte de un todo mayor.

La casona estaba rodeada de un amplio patio que parecía llamar a la niña que lo recorría de punta a cabo. A veces se subía al columpio que colgaba de un fuerte cerezo y al no saber darse impulso se dejaba mecer lentamente.

Pero aquella tarde Sara estaba inquieta. Al poco rato se descolgó del columpio y partió a la leñera a ver si encontraba a una de las sirvientas y al jardinero, enroscados, como acostumbraban a hacer a esa hora. Sin embargo ahí no estaban y tampoco estaban en el lavadero. Sara, un poco aburrida, se encaminó al fondo del patio a buscar grosellas. Los arbustos que crecían al pié de una alto cercado estaban cargados de fruta. Con la boca rellena, la niña comenzó a pasear los ojos hasta detenerse –sin saber lo que miraba- en un enjambre de cuevas de araña insertas entre los enmohecidos tablones de la tapia. Echándose otro puñado de grosellas en la boca Sara examinó con curiosidad los agujeros rodeados de un suave tejido grisáceo y se allegó para mirar adentro de uno. El hoyo era pura oscuridad y estaba a punto de retirarse cuando una mosca que huía de otra se posó accidentalmente al borde de la cueva quedando atrapada en el viscoso tejido. Entonces, ante el horror de la niña, salió del agujero una araña negra y brillante que rápidamente envolvió a la mosca con sus patas y la arrastró a la pocilga. Lo inminente de la tragedia inmovilizó a Sara. Escupió la fruta en la tierra sintiendo que se le erizaba la piel y le falseaban las rodillas. El mundo desaparecía. Estaba sola, suspendida en el tiempo y el espacio de aquel evento feroz y pudo sentir el amargo sabor del fin. Pero no, había que sacudirse del hechizo, no quería morir, no. Hizo un esfuerzo y comenzó a caminar, seña de que todavía era dueña de su cuerpo y que estaba viva. Con cada paso la distancia entre ella y el suceso creció, pero Sara ya no era la misma y ahora deambulaba por el patio mirando las cosas con ojos nuevos, desconfiados y maliciosos. En su conciencia comenzaba a nacer una economía de cálculos para protegerse de lo inevitable. Todavía alarmada la niña se acordó de las sirvientas y se fue a la cocina a contarles el incidente. Pero allí las indias, en vez de reconfortarla, se rieron y hablaron entre ellas en su idioma como si estuvieran solas. Sin embargo, cuando la pequeña sintiéndose inepta y confundida hizo ademán de retirarse la cocinera le cortó el paso. Encuclillándose frente a la niña se arrancó de la cabeza un grueso cabello y con ojos burlones le dijo a Sara que el miedo no era malo. Después, le puso el cabello en una mano y le dijo que volviera a la cerca y lo metiera adentro de la cueva, con lo que las mujeres se volvieron a reír las y retomando sus quehaceres no le prestaron más atención a la pequeña.

Pero Sara no tuvo el coraje de volver al cerco tan pronto. Subió a su cuarto, guardó el pelo en la funda de su almohada y dejó que pasaran algunos días hasta que una mañana se despertó resuelta a encarar la muerte. Sintiendo una calma desconocida se vistió, se puso el pelo de la india en un bolsillo del delantal, bajó a la cocina, sacó a uno de los gatos de debajo del fogón y se lo llevó de testigo. Llegando al final del patio depositó al animal en la tierra y estudió la cerca en busca de la cueva más grande. Tuvo que empinarse un poco para alcanzarla. Se sacó el cabello de la india del bolsillo con los ojos fijos en el hoyo negro, luego los cerró fuertemente hasta ver oleadas de fuertes colores. Entonces abrió los ojos y metió el pelo deliberadamente en la cueva. La araña que no se hizo esperar salió de inmediato y agarró el pelo. La niña sintió instantáneamente el tacto de las patas del insecto a través del cabello, como una correntada, pero actuando en contra del impulso de retirar la mano, esperó. Aunque el corazón le galopaba, no soltó el pelo ni lo quitó del agujero hasta que el insecto, descubriendo su error, retrocedió en su guarida tan rápido como había salido. Solo entonces la niña retiró la mano lentamente y permaneció de pié frente a la cueva de la araña aguantando la nausea que la hacía tambalear. Pero dicen que no hay mal que dure cien años ni cuerpo que lo resista. Con los minutos la repulsión se disipó cediéndole lugar a una lucidez que no conocía. La muerte no existe pensó Sara y casi sonrió con su descubrimiento. Le dio la espalda a la tapia y miró el patio que ahora parecía un gran óvalo extendido frente a sus ojos. Ya no solo percibía los colores, olores y formas, sino la conexión entre todo lo que allí había y su cuerpo pequeño. Volvió al columpio y esta vez se paró en el asiento dándose impulso a si misma como si lo supiera hacer desde siempre, yendo y viniendo cada vez con más fuerza, hasta que la velocidad y el aire que la envolvían hicieron que de el pecho le brotaran carcajadas de placer. Las indias que la miraban por una ventana volvieron a sus deberes aparentando indiferencia cuando la niña entró a la cocina. Sara le devolvió el cabello a la cocinera quien sin mirarla lo cogió y lo lanzó al fogón con una sonrisa velada.

# LA GUERRA

## (destierro)

Sara nació en el Occidente, donde se oye temprano sobre el paraíso perdido, sobre los cielos y el infierno. En casa de sus abuelos aprendió que se nace en el pecado y se le indicó que hay que comenzar lo antes posible a empeñarse por el perdón de Dios y a tratar de evitar errores que alejan de los cielos a la hora de la muerte.

A la luz de estos nuevos datos varias cosas cambiaron en la vida de la niña. La casa de los abuelos que durante el verano había sido un palacio de aposentos mágicos rodeado de un jardín encantado, comenzó a adquirir nuevos matices. Ahora adivinaba en aquella casona rincones malignos que la asechaban. Desde un cierto peldaño de la escalera podía mirar por la ventana y divisar una alta cruz emplazada entre nubes al fondo de una avenida. A veces la aterraba el crujir de las paredes de madera que reaccionaban al contraste del viento, la lluvia otoñal y el calor de las estufas a leña dentro de la casa.

Llegó al primer grado en el colegio de monjas confiando estar preparada para su nueva etapa, pero no pasó mucho tiempo hasta que vio que no estaba lista para enfrentarse a Dios. Sara tuvo que ponerse al día. Las monjas la asistieron, ejercitándola en la mezcla de devoción y temor, tan preciada en el colegio. Como primera medida, la niña aprendió a hacerse conciente de su propia insignificancia. Después de eso avanzó rápido. En poco tiempo ya había cultivado el sentimiento de culpa y comenzó a pasar los días evitando ofender al omnipotente. Necesariamente aprendió a esperar que el día de su muerte

*11*

Dios le tuviera piedad. El diablo comenzó a adquirir dimensiones y características concretas y, aunque ella nunca lo dijo, alguna vez concluyó que éste y Dios trabajaban en equipo. El demonio se encargaba de procurarle a Dios pecadores, y éste, de castigarlos a sus anchas. Los abuelos, para complementar la educación que Sara recibía en el colegio, le compraban libritos ilustrados sobre la vida de las santas que ella hojeaba de noche en la cama fría bajo un crucifijo. Se quedaba dormida deseando llegar a beata, aunque fuera con las llagas y el martirio que veía en las ilustraciones de los libritos, calculando que eso era preferible a irse al infierno. Las monjas pronto emprendieron la preparación de las niñas para la primera comunión. Las llevaban diariamente a la capilla del colegio, un lugar inmaculado y cubierto de una cúpula pintada de azul celeste con bellas nubes y angelitos regordetes. Frente a uno de los altos muros había una escultura de la virgen con la cabeza inclinada y un poco ladeada, que miraba compasivamente a un grupo de niños y corderos reunidos a sus pies. En el muro opuesto se erguía sobre un pedestal un santo con barba cuyo nombre nunca supo. En el muro principal, detrás del altar, colgaba de una cruz el Cristo con su costado sangrante, con su sudor y su mirada de mártir. Sara nunca mencionó que la imagen le acentuaba la repugnancia que sentía a la entrada de la capilla, cuando se persignaba con los dedos untados un agua turbia y salada.

Las noches comenzaron a hacérsele difíciles. La niña no podía conciliar el sueño, lo resistía, temía morir dormida y terminar en el infierno sin haber alcanzado a confesarse y comulgar. El tiempo que faltaba para la primera comunión se convirtió en una maratón y a pesar de los esfuerzos que hizo por mantenerse recta y merecedora del perdón cayó fácilmente en la tentación del pecado.

La mañana de la primera comunión la niña despertó de un ánimo exaltado y cuestionablemente devoto. Estando todavía en cama, se le ocurrió que el evento del día sería nada más ni menos que un desfile de modas o un concurso de belleza, en que las niñas competirían por el beneplácito de Dios. Entonces se preparó para el certamen. Asistida por su abuela se vistió rigurosamente de blanco. Comenzó por la ropa interior que incluía una soberbia enagua de cancan. Continuó con el vestido confeccionado a su medida, de gruesa seda bordada, opaca y crujiente. Luego se ató un cinto del que colgaba una bolsa que contenía un pequeño misal de nácar con su correspondiente rosario y un atado de estampitas de la virgen con su nombre, la fecha y el lugar del acontecimiento, que obsequiaría a sus admiradores concluida la misa. Se calzó los zapatos, se tocó de una coronita de perlas con abundante velo de tul y, para terminar, se puso un par de albos guantes ligeramente calados. Llegado el momento se estudió en el espejo y reconoció con fría satisfacción que el conjunto le quedaba muy bien. Sí, parecía una princesita y estaba lista para competir.

Al llegar a la capilla observó que las otras niñas también venían preparadas y midiéndose con la mirada, pero Sara que estaba resuelta a triunfar no se dejó impresionar. Y las cosas salieron como ella quería. Apenas comenzada la ceremonia la niña que durante los ensayos había sido elegida para encabezar el desfile hasta el altar se desvaneció de nervios y tuvo que salir de la capilla en brazos de un par de monjas. Sara, que era la segunda en la fila, no se sorprendió de lo ocurrido ni se permitió sentir compasión y aceptó su nuevo puesto con naturalidad. Siguió impecablemente el resto de la coreografía hasta el momento cúlmine señalado por las campanillas y los movimientos del sacerdote, el sacristán y los monaguillos. Entonces, tal como en los ensayos, Sara se puso de pié y comenzó a guiar el peregrinaje hacia el altar, asegurándose de ir a un tiempo con la cabeza de fila de la otra columna de niñas. La pequeña casi flotaba sintiendo con placer el crujir de su largo vestido y el peso de la bolsita que le colgaba de la cintura meciéndose levemente al compás de su paso. Iba con el rosario entre las manos unidas en actitud de sumisión y llevaba, como la virgen, los ojos entornados y la cabeza un poquito gacha y ladeada. Al caminar sentía como el público seguía su recorrido sin pestañar y comenzaba a perder el aliento. Finalmente llegó al altar seguida dócilmente por sus compañeras y con ellas se hincó a recibir su primera hostia. La emoción que la embargó fue inesperada y por un momento la hizo perder noción de que estaba allí para triunfar pero pronto se recuperó y retomó su papel protagónico. Después de un tiempo prudente, las dos cabezas de fila repitieron el vaporoso desfile de vuelta a los asientos, pudiendo allí reponerse del inesperado ataque de devoción y disimular lo incómodo de la hostia pegada al paladar. Finalmente, después de unos instantes de recogimiento general el sonido del órgano inundó la capilla y el público, ya incapaz de soportar la tensión, sintió el apremio de las lágrimas que brotaron y rodaron por sus mejillas en un mar de notas solemnes. Con esto concluyó el espectáculo. El éxito de Sara fue rotundo. Todo el mundo se acercó a saludarla y a pedirle estampitas que ella obsequió dichosa. Pero éste fue un triunfo de corta data. Pronto comprendió que lo que al principio había creído fruto de su propio empeño y habilidad había sido en realidad obra del demonio, que se había servido de ella para quitarle santidad a la ocasión y hacerle a Dios una broma de mal gusto. Entonces, el remordimiento le comenzó a quemar el pecho y se reprochó amargamente por haber sido presa tan fácil.

Sara optó por tratar de olvidar el incidente deseando que hubiera pasado desapercibido para Dios. Pero se equivocaba y lo comprobó pronto.


Esa noche estaba en cama, como siempre luchando con el sueño. Sin querer, pensó que ya se estaba hartando de la idea de Dios y el diablo y que todo aquello probablemente era una invención estúpida. Finalmente el cansancio la venció y se sumió en el sueño mecida largamente por una mano dulce y benigna. Pero despertó cuando su abuelo entró súbitamente al dormitorio y sacándola de la cama la cargó hasta su pieza. Allí su abuela estaba sentada en cama con un rosario en la mano y el rostro alarmado. Cuando por las palabras de sus abuelos comprendió que la mano que la había mecido en sus sueños había sido un largo temblor, la niña comprendió que comenzaba su castigo.

La mañana transcurrió en forma poco usual. El almuerzo se hizo temprano y fue ligero ya que a las sirvientas se les había dado permiso para ir a ver a sus familias. Después de almuerzo, Sara y sus abuelos también salieron a hacer un recorrido en auto para observar los daños que había causado el sismo. Habían transitado apenas unas cuadras cuando vino el terremoto. Su abuelo que iba al volante, al ver que el auto no obedecía sus maniobras lo detuvo y así fue como sintieron los fuertes remezones que habían comenzado. Se bajaron del vehículo a buscar albergue. Lo mismo hacía la gente de otros autos. Mientras corría de la mano de sus abuelos, la niña veía como los postes eléctricos se cimbraban y sus gruesos cables se cortaban chisporroteando y azotando las calles con chasquidos de látigo, de los que la gente huía despavorida. Algunos permanecían allí donde los había cogido el siniestro o caían al suelo como palitroques. Otros, hincados o sentados en el concreto, rogaban con los brazos en alto. Los vehículos abandonados en medio de la calle tomaban ubicaciones arrevesadas y agitaban sus puertas abiertas como brazos discordes. Aquí y allá se partía y se volvía a cerrar la tierra y esto, junto al aullido de perros, la quebrazón de vidrio y la polvareda, exacerbaba los sentidos y el pánico. El terremoto fue largo y cuando terminó hasta el más incrédulo había implorado a Dios.

Hubo muertos y muchos damnificados en la zona pero los daños en casa de los abuelos no fueron graves. Solo hubo que reponer algunas ventanas rotas, ventilar la casa -luego de vaciar el sótano anegado de los vinos y licores de su abuelo- y hubo que devolver libros y jarrones a su lugar. La tierra siguió temblando durante meses, a veces casi imperceptiblemente y otras con vigor. Se había tratado del mayor terremoto y maremoto registrado en la historia de Chile.

Más todo pasa y finalmente la tierra se calmó Sara nunca confesó haber sido responsable de aquella tragedia, ni que a raíz de su torpe error las puertas del cielo se le habían cerrado, posiblemente para siempre.

Vuelo en la noche al sur
despierto en la altura
siento urgencia en la planta de los pies y en las yemas
palpo rostros curtidos
pómulos hinchados
párpados oblicuos milenarios
respiro al ritmo de la mujer que pare
saboreamos maíz y ñachi
asumiendo el compás de los cóndores bebo el aire de sus alas
subo al volcán a calentarme las manos
y ruedo por sus faldas nevadas
abajo hay jaguares taciturnos ocupados
y la anaconda digiere perezosa.
Vuelvo a latinoamérica
la tibia joven húmeda
intuitiva
incierta
cruda
la desdentada vieja escuálida
allí donde nací una noche escarchada
donde crecí
experimentando
tanteando
osando
donde ejercité los sentimientos y afiné la percepción
allí donde casi me derrito
pulsa un tambor subterráneo
cierro los ojos
mi corazón se aquieta
vuelvo al sueño suspendido
Vuelo en la noche al sur.

LA POSIBILIDAD DE CAMBIAR

*Feo todo.*
*Fea la luz de brillo brutal*
*feos los armarios*
*tristes figuras metálicas*
*grises formas alargadas que guarecen abrigos pesados.*

*Feos los burócratas en sus escritorios fríos*
*soñando con vivir.*
*Al mediodía salen arrastrando sus pies desganados*
*pálidos de aburrimiento*
*faltos de expectativas.*

*Afuera se dispersan*
*para sentir el sol débil*
*salen a sacudirse el letargo de procedimientos mecánicos*
*y reglamentos fútiles.*

*Entra al restaurante un oficinista casi despierto*
*¡Mira! dame un asopa'o de camarone'*
*ordena y se sienta a la mesa a coquetear*
*con la camarera de pezones duros*
*que viene y va.*
*¡Ay mami tú mata'...abusadora!*
*mira tráeme má' pan prieta.*
*Come ya más alentado el burócrata*
*canturrea y saborea*
*ella viene y va*
*¡ay mulata...!*

*Y de pronto*
*camarón en boca*

lo embarga un sentimiento casi olvidado
lo envuelve un calor universal
la fuerza ancestral.

Sentado a la mesa se regocija
repleto de amor e inmortalidad.
Luego agradece y agradece
nuevo ya.

Ya vuelven los burócratas a sus puestos
comienza el peregrinaje hacia las cinco de la tarde.
Feo el juez en su pedestal
feo de cinismo y falta de realidad.
Fea su sala
feo el escudo de la patria y fea la bandera polvorienta.
Feos los abogados
zalameras alimañas mañosas.
Feos los reclamantes
animalillos amedrentados y torpes
esperando el beneplácito del juez.
Y fea yo.
Fea.
Traspasada de sin sentido respiro el aire artificial.
Ya casi sucumbo entumecida
pero llega la hora de partir
y no hay más.
Tal vez mañana me favorezca
la clave de la realidad.
hasta mañana entonces.

¡Hasta mañana!

# TEMPLANZA

## (necesidad de superar el sufrimiento)

Fue una noche larga y sin sueños pero por fin llegó la mañana para que los vehículos reiniciaran su marcha. El día anterior había partido de Santiago en una caravana de buses que se deslizaba vacilante por la carretera Panamericana Sur. Yo volvía a clases a la Universidad de Concepción después de un receso. El viaje había sido largo, lento y tenso -intermitentemente interrumpido por reventones de llantas producidos por clavos esparcidos en el camino, grandes neumáticos en llamas que impedían el paso y pedradas a la caravana en las afueras de los pueblos. Al irse el sol todavía nos faltaba un tercio del trayecto pero los chóferes rehusándose a continuar estacionaron los buses cerca de un pueblo y allí hubo que pasar la noche. Ahora, en la bruma de la mañana del once de septiembre de 1973, partíamos nuevamente para cubrir el último tramo del camino que ahora estaba extrañamente vacío y silencioso. Cuando finalmente llegamos a las cercanías de Concepción el chofer encendió la radio para ayudar a los pasajeros a despertar y a recobrar la compostura antes de llegar al terminal de buses en la ciudad. La radio tocaba una marcha militar. El conductor cambió la sintonía pero luego comprobó que se escuchaba la misma marcha en todas las emisoras. Los pasajeros despertando y preparándose para el arribo tomaron nota de lo que ocurría con el radio sin comentarios. De pronto los sones marciales fueron interrumpidos por la seca voz de un hombre que se identificó como oficial de las Fuerzas Armadas. La brusca voz procedió a leer una lista de nombres y creí escuchar el nombre de mi padre mientras me quitaba una legaña de los ojos. El hombre indicó que a las personas de la lista se les ordenaba presentarse de inmediato a la Fiscalía Militar en sus pueblos o ciudades y luego volvió a leer la lista. Esta vez oí claramente el nombre de mi padre y su cargo en el gobierno de Salvador Allende. El corazón me dio un vuelco. ¿Por qué nombraba ese hombre duro a mi papá? Qué pasaba, pensé, mirando por la ventana del bus en busca de alguna señal en el camino o más allá, en los campos, en los montes, o el cielo. Fue entonces que al terminar de rodear una cuesta nos encontramos con la carretera bloqueada por tanques, camiones y otros vehículos militares y con una multitud de soldados que, fusil en mano y uniformes de guerra, hacían detener nuestra caravana. Los hombres se encaramaron al bus a brincos y nos ordenaron a gritos que bajáramos, como si fuéramos delincuentes o gente peligrosa. A las mujeres nos revisaron el carné de identidad y la cartera. A los hombres les ordenaron tenderse boca abajo a la orilla del camino y fueron registrados a punta de cañón, mientras más allá, otros uniformados desperdigaban por la carretera y hurgaban maletas y bultos. Yo, asustada y confundida, miraba todo aquello y no podía dejar de pensar en mi padre. Mi padre era bueno, tal vez poco convencional, pero era un hombre bueno. Recordé las veces que llegaba de la calle con un grupo de niños vagabundos. Siempre hacía lo mismo. Llevaba a los chicos medio asustados directamente al baño. Allí, los lavaba, los peinaba y les ponía ropa limpia que sacaba de mi cómoda o de la de mi hermano. Luego, los llevaba a la cocina y les preparaba huevos revueltos acompañados de lo que encontrara en el refrigerador. Mientras los niños comían mi padre fumaba y les dictaba un curso rápido sobre la rebelión, la igualdad y de los derechos que tenían por el sólo hecho de haber nacido. Cuando finalmente los niños se retiraban le daba un cigarrillo a todo el que lo pidiera. Ay, dios mío, que no le pase nada a mi padre, pensé, mirando a los hombres tendidos en la tierra.

Cuando finalmente arribamos al terminal de buses vimos que Concepción era una ciudad ocupada. Por doquier pasaban tanquetas y camiones militares repletos de uniformados que llevaban la cara pintada como para el combate. Desde el aire vigilaban aviones de guerra y helicópteros. Abajo, la gente caminaba rápido tratando de disimular la ansiedad. En la confusión escuché que en Santiago se estaba dando un golpe de estado. Luego oí que se había ordenado un toque de queda que comenzaría en menos de dos horas. La gente se alejaba apresuradamente hacia sus casas. Me fui de inmediato a esperar locomoción pero ya no pasaba nada. Al fin logré subirme al acoplado abierto de un camión que iba en dirección de mi barrio. Los ocupantes apretujados no nos mirábamos ni nos hablamos. Cuando llegué a mi vecindario me bajé y corrí el trecho que me separaba del edificio donde vivía y subí las escaleras a zancadas hasta entrar al departamento donde arrendaba un cuarto. El departamento estaba solo. Me fui a la sala con la esperanza de que llegara alguien antes del toque de queda, encendí la radio y me sumí en un sofá sin todavía comprender del todo lo que oía. En algún momento escuché al presidente Allende hablando desde el palacio presidencial. También oí a un reportero conmovido que describía el palacio en llamas en un trasfondo de estallidos. Y después nada, solo un silencio eléctrico. Angustiada, me levanté de mi asiento y miré por la ventana buscando ver a alguien, pero en la calle no había gente. Apenas se oía a lo lejos a uno que otro perro ladrar. La desolación me embargó hasta dormirme. En mis sueños volví al día en que un niño se ahogó en el lago donde veraneábamos. Volví a ver a mi padre que junto a otros hombres trataba de recuperar el cuerpo de las aguas. Recuerdo su resolución y su empeño. Recuerdo que después de horas de intentos comenzó a salir de las aguas visiblemente cansado y con los labios azulosos, pero él no cejaba, tiritando volvía a sumergirse en las frías aguas del lago, una y otra vez, hasta que se entró el sol y tuvo que volver a casa derrotado. Así era mi padre. ¿Es que acaso no lo sabía aquel militar altanero que lo nombró en la radio?

Esa noche, por primera vez en mi vida me despertó el retumbar de metralleta y el impacto de fusil. Mientras los proyectiles se me iban incrustando en la conciencia el pecho me ardía de humillación y de rabia por saberme amedrentada.

Cuando se levantó el toque de queda resolví ir a la casa de un compañero de la universidad para llamar a mi padre en Temuco. La calle era un lío de sacos de arena alrededor de quioscos improvisados en las esquinas llenos de uniformados armados y trasnochados. La luz no se ajustaba a la hora del día. La gente caminaba con paso vacilante como si anduviera por tierra ajena. A pocas cuadras de camino me topé con un montón de perros muertos sobre la vereda. El despliegue de cadáveres tenía el claro propósito de hacernos temer y de enterarnos que comenzaba un tiempo en que la violencia y el terror reinarían en nuestras vidas. Los transeúntes pasaban de prisa por el lado de los perros casi sin mirarlos o cruzaban la calle para evitar el espectáculo, pero yo me detuve a contemplar el cuadro. Con actitud fría y deliberada rodeé los animales apilados y los observé uno por uno. En mi interior deseaba que otros hicieran lo mismo en vez de darle en el gusto a quienes nos querían aterrar, pero nadie lo hizo. Sentí frustración y recriminé internamente a la gente por su debilidad. Y es que no comprendería el grado de terror que comenzaba a apoderarse de mi gente. Años después, unos amigos me visitaron en Nueva York. Durante una gentil tarde de primavera en que recorríamos la ciudad, súbitamente se detuvieron hurgándose desesperadamente los bolsillos en busca de sus pasaportes, con la vista fija en un par de policías que venían sin prisa por la vereda del frente sin siquiera haberse fijado en nosotros.

Mi padre contestó la llamada con tono cortante. Cuando pregunté cómo estaba respondió que estaba bien y cuando le mencioné haber oído que se le requería en la fiscalía militar, dijo haberse presentado el mismo once de septiembre. Añadió que todo estaba en orden. Me contestó otras preguntas pero fue escueto y casi duro. Cuando le quise confirmar mi dirección en Concepción por si se le ofrecía algo, me interrumpió tajantemente diciendo que ya la tenía. Pronto se despidió diciendo que me cuidara, que me quería y que nos veríamos pronto. La llamada fue corta pero me dejó aliviada y bastante conforme a pesar se los exabruptos de mi padre. Tiempo después supe que su línea telefónica había estado intervenida desde antes del golpe.

Antes de volver a mi cuarto, mi amigo me contó que me había librado de una redada. Me relató que la mañana del golpe, mientras yo llegaba a Concepción, él y otros estudiantes estaban en un aula de la facultad cuando entró un grupo de pesados vehículos militares al campus universitario. Los jóvenes alarmados comenzaron a abandonar esa y otras salas para escapar, pero afuera en los pasillos hubo carreras, órdenes y gritos y los estudiantes fueron arrestados.

Entonces mi amigo, en vez de salir del aula, se encaramó por una ventana que daba a la parte trasera del edificio y se paró afuera en una cornisa, oculto por un frondoso árbol. Desde allí observaba estremecido como los militares empujaban a sus compañeros dentro de grandes camiones, cuando sintió que alguien entraba calladamente al aula y casi en un susurro preguntaba si ahí había alguien. Mi amigo tuvo el impulso de responder y ofrecerle amparo al que probablemente era otro estudiante, pero algo lo hizo esperar. Momentos después, agradecía su intuición al ver un hombre con casco del ejército y fusil, reflejado en un cristal de la ventana entornada.

Después de esos primeros días pasé semanas en mi cuarto casi sin salir a la calle. Los dueños del departamento nunca volvieron. El radio seguía tocando sones marciales intercalados con bandos militares. De noche aun me despertaban los disparos, algunos a lo lejos y otros terriblemente cerca. En mi soledad trataba de conectar con algo en mí que no fuera vulnerable a lo que ocurría. Trataba de permanecer inmóvil. Trataba de hacerme invisible.

Pasó el tiempo y las clases no comenzaban. Decidí ir a Santiago. A mi llegada, la capital estaba sumida un tono irreal. El sol ya tibio alumbraba el espacio y el verde de los brotes de primavera competía con el verde olivo de los uniformes militares. Había soldados por doquier, en las esquinas, en las veredas, desplazándose por las calle y también por el aire. Camino a casa pasé por el palacio de La Moneda, ahora cubierto para disimular los efectos de las bombas y los cañonazos del día del golpe. Al llegar a mi barrio, a una cuadra de mi casa, vi cómo sacaban a un joven de la mansión de la embajada de China. El muchacho que era de mi edad y probablemente universitario como yo, había saltado el muro de la propiedad buscando asilo. Pero el deseo se le había negado y ahora salía a la calle, engrillado de pies y manos, arrastrado por militares y funcionarios de la embajada. La gente pasaba por la vereda sin saber si parar y mirar aquello o seguir su camino. Mis ojos se cruzaron por un instante con los del joven desesperado y confieso que seguí mi camino aparentando que nada sucedía.

Pero aun me esperaban momentos peores. Llegando a casa me enteré de que mi padre había sido arrestado al día siguiente de nuestra conversación telefónica y que no se sabía de su paradero. Y desde ese momento las cosas se aceleraron. Esa noche, pocas horas después del toque de queda, cuando todavía trataba de asimilar la noticia del arresto de mi padre, oí el inconfundible sonido de un vehículo militar que se estacionaba frente a mi casa. Inmediatamente después sonó el timbre de mi casa. Le abrí la puerta a un oficial y dos soldados con fusil, los hombres entraron y el oficial, sin preámbulos, informó que mi padre había sido fusilado el día anterior en la ciudad de Temuco por intento de fuga. Los soldados se retiraron pronto, observados por los vecinos de la cuadra que miraban entre las cortinas especulando sobre el motivo de la visita.

Temuco estaba triste. La neblina y la llovizna negaban la primavera. En el velatorio mis abuelos sentados lado a lado eran dos cuerpos frágiles y pequeños que se apuntalaban el uno en el otro. El resto de la familia era una masa gris e informe mimetizada con las paredes. Mirando los restos de mi padre y, sin saber que más hacer, comencé a urdir un poema que escribí muchos años después.


Pasé cinco años de desconfianza y temor. Me sentí lejos de la gente y de mí misma. Finalmente decidí alejarme de Chile y viajé a Nueva York, pero pronto descubrí que la distancia geográfica y el pasar del tiempo en nada me ayudaban a superar las memorias que todavía teñían buena parte de mis días y mis actos. Había sido víctima de la oscuridad y seguí cautiva hasta que comprendí cabalmente que debía sobreponerme. Al fin reaccioné y comprendí que nada me podía mantener subyugada si yo no lo consentía. Comprendí que a mí no me mandaba nadie, tal vez temporal y externamente sí, pero en definitiva, a mi no me dominaba nadie. Con el tiempo y por mi intención mi rumbo cambió desde lo que se refiere y se dirige hacia la muerte a lo que se refiere y se dirige hacia la vida. Noté que estaba cambiando el día que iba en un vagón del metro de Nueva York leyendo un libro sobre la dictadura en Chile donde me encontré con un relato sobre mi padre hecho por un compañero de prisión. Dice la narración que en aquella localidad durante las primeras semanas después del golpe tenían a los prisioneros encerrados en caballerizas a cielo abierto, donde eran continuamente hostilizados. Una de las noches en que los soldados picaneaban con cañones de fusil a los prisioneros a través de la alambrada, mi padre comenzó a entonar *La Internacional*. Poco a poco, los otros prisioneros que al principio lo escuchaban en silencio, se fueron uniendo al canto, seguramente estimulados por el recuerdo de momentos de mayor fe e inspiración. El canto pronto se esparció a otras caballerizas convirtiéndose en un himno optimista y vigoroso que creció hasta que los soldados comprendiendo sus limitaciones, detuvieron el hostigamiento y se retiraron a dormir. Al día siguiente mi padre fue trasladado a Temuco, un par de semanas antes de ser ultimado en el Regimiento Tucapel. El recuerdo de sus genialidades todavía hizo brotar mis lágrimas, pero éstas se transformaron en sonrisas y las sonrisas en una celebración de las mejores y más cálidas cualidades humanas.

Mi aspiración y mi camino no violento se definió con la muerte de mi padre. Lo comprendí cuando rechacé el ansia de venganza de un amigo, explicándole que yo nunca deseaba causarle a otra persona el sufrimiento que sentí. El respondió que en ese caso era mejor que nos separáramos, porque el día que en Chile las cosas cambiaran, o me ayudaba a vengar a mi padre, o me mataba con sus propias manos. Nunca más nos vimos. Tiempo después me fui a Nueva York donde estudié, trabajé, me casé y di a luz dos veces -dos muestras de fe en el amor y en la vida que se renueva. Quinientas largas tardes amamanté a mis hijos con leche abundante en fe, dignidad, solidaridad y, también abundante en compasión por el débil, por el confuso y por el violento. Mi padre no murió en vano, nadie ha muerto en vano. Nadie ha muerto. Aquellas son solo partidas que nos ayudan a definirnos y a aclarar nuestra dirección.

# EL CUARTO

Pasa el tiempo y no llega nadie a este departamento que siento desconocido desde que todo se desbarajustó. Estoy sola en mi cuarto. Por la ventana entra la luz gris de una atmósfera rellena de nubes hinchadas de lluvia. Quisiera saber qué hacer.

Trato de alterar mi apariencia para hacerme transparente, para no ser vista. Arranco lentamente los bordados y la mostacilla multicolor de mis ropas. Borro los sueños que en ellas plasmé en mis años de adolescencia. Hoy no conviene distraerse con sueños. Hoy es tiempo de sobrevivir. Pero, ¿por qué no llega nadie a casa? Salgo del cuarto con la idea de ir a la cocina a prepararme arroz con leche en polvo, lo único que queda en la despensa, pero me desvío hacia la sala de estar. Antes nunca venía aquí, pero desde el día del golpe de estado vengo a escuchar la radio tratando de enterarme de lo que pasa. Estoy inquieta, me vuelvo para seguir hacia la cocina pero suena el timbre. Hacen días que no veo a nadie y la idea de encarar a otra persona me pone nerviosa. En la puerta hay un hombre obviamente pobre y de ademanes ansiosos que tan pronto abro comienza a hablar con la dificultad del sordomudo. Deseo cerrar la puerta pero no lo hago. El hombre vende estampas y otras imágenes religiosas recavando fondos para una organización de caridad. Le digo que no quiero las imágenes y que ni siquiera tengo dinero. El hombre se molesta, trata de hacerme sentir remordimiento y al ver que vuelvo a negarme se enfurece. Entonces cierro la puerta alarmada, pero el tartamudo permanece en el pasillo maldiciéndome y augurándome una mala vida. Finalmente se retira. Retorno a mi cuarto sintiéndome perturbada. Cierro la puerta y me tiendo en la cama bajo una frazada para volver a sentirme segura. Quiero algo nuevo.

¡Creo que hoy es el día! Recuerdo aquel ejercicio para el que me he estado preparando. Busco el libro prestado de la biblioteca y repaso las instrucciones. Me vuelvo a tender en la cama y cierro los ojos. Me relajo hasta sentir que me hundo en el colchón. Mi cabeza se transforma en un espacio vacío y silencioso, donde al cabo de un rato comienza a formarse una marejada de colores y sensaciones. Entonces, siento que estoy flotando y me sobresalto, pero sigo respirando y aguanto sin abrir los ojos. Ahora percibo algo que casi puedo tocar y pronto descubro el cielo raso a pocos centímetros de mi cuerpo. Desconcertada, aspiro una bocanada de aire como si tratara de mantenerme a flote en una laguna sin fondo. El impulso me desplaza y me veo salir por la ventana del edificio que ahora es una alta torre. Abajo, la poca gente que camina por la calle es diminuta mientras asciendo hasta sentir un vapor o un rocío que me envuelve. He entrado en una densa nube donde un anciano que espera me hace un gesto para que lo siga y comienza a caminar ayudándose de una vieja vara de madera. En silencio comenzamos a subir los escalones cortos y empinados de una pirámide cuya cima es plana y cuadrada. En el centro hay una plataforma elíptica sobre la que comprendo que debo tenderme. Es ahí donde sacrifican a la gente, pienso. El anciano me comunica que si me aflojo y me dejo llevar llegaré adonde quiero ir. ¿Es que debo morir para lograrlo? Me sacude el miedo, pero me sorprendo concluyendo que no hay nada más que preciso hacer en ese momento. Creo que tendré que confiar en el anciano. Accedo. Me tiendo de espaldas sobre la plataforma. El sol está al centro del cielo, directamente sobre mi cuerpo. Mis ojos soportan apenas una fracción de segundo el resplandor casi blanco de la esfera. Desvío los ojos y veo que desde la izquierda se acerca un hombre vestido y tocado de plata. Desde la derecha viene otro hombre ataviado de oro que carga una especie de guillotina también dorada. No es un puñal, no me van a arrancar el corazón, pienso, y por algún motivo me tranquilizo. Los verdugos llegan hasta mí y esperan respetuosamente mi orden mirando en la profundidad de mis ojos. Entonces, abro mis brazos y los elevo posando mis manos sobre el plexo solar de los hombres. Esa es la señal.

Tomo mi última bocanada de aire mientras cuatro manos elevan la pesada hoja que brevemente eclipsa el sol antes de caer. Creo que mi cabeza rueda llevándose todo pensamiento, memoria e idea, al tiempo que mi cuerpo, como si impelido por una honda o atraído por un imán, se eleva verticalmente. Mi corazón palpita con exhuberancia en un vuelo que me lleva hasta el interior del sol. La luz del astro ya no me hiere. Mi cuerpo ya no se esfuerza para brincar o escalar. Vuelo libremente. Soy un pincel que hace trazos con solo proponérselo. Hago un amplio círculo hacia la izquierda, luego me devuelvo al centro, cruzo y hago otro círculo hacia la derecha, y de vuelta al principio, describiendo un ocho interminable con un placer sin tiempo. ¡Y allí viene mi Guía! Descolgándose por un resplandeciente hilo de plata se posa sobre la intersección de la figura. Mi Guía es la que siempre será, fuerte, bondadosa, y es tan graciosa como enigmática cuando hace un círculo completo con el brazo extendido, afirmando lo que otras veces reiterará. Lo que veo, lo que siento, lo que temo y lo que añoro es todo parte de mi paisaje. Todo es mío y es de acuerdo a las condiciones que cambian con los días, con las épocas y según sea mi paso.

*Siempre he vivido en esta casa*
*y admito*
*a veces la desconozco*
*me extraña.*

*Cuando menos lo espero*
*descubro rincones interminables*
*desvanes desdibujados*
*escaleras de piedra*
*nuevas buhardillas.*

*En mi quehacer cotidiano*
*irrumpe un cuarto insospechado*
*aposento detrás de aposento*
*una casa dentro de esta casa*
*polvorienta y descuidada.*

*Desconozco mi casa*
*la situación no admite excusas.*

*Hoy en el corredor*
*quitándome el manto de extrañeza*
*cambiaré la mirada.*

*Después de descifrar los signos*
*lavaré las paredes descoloradas*
*puliré los pisos*
*las mamparas.*

*Preciso averiguar*
*dónde se albergan mis planes*

*para invitarlos a una caminata.*

*Debo entrar al cuarto de la muerte*
*nos debemos una charla.*

*¿Dónde retoza el futuro?*
*he de limpiar sus ventanas*
*y el pasado que no tiene cuarto*
*amanece en cualquier cama.*

*Todo esto haré*
*antes de descansar*
*y mañana muy de mañana*
*anunciaré desde un balcón*
*que estoy en casa.*

# DEL PLANO MEDIO

# TORRE DE BABEL

(no apto para el políticamente correcto)

El miércoles hizo frío en Nueva York pero el jueves hizo más. Cuando desperté habían unos diez grados Celsius bajo cero -lo escuché en el radio mientras pedía entresueños que el día me brindara la oportunidad de... bueno, ya no me acuerdo. El resto del día estuve de buen talante, con mi deseo muy presente y con buena y abundante energía. A la hora de almuerzo salí del trabajo a comer y caminar eligiendo las calles más soleadas y, al andar abrigada con botas de caña alta, abrigo relleno de plumas y capucha bordeada de piel sintética, no sentí frío. Disfruté del aire frígido y de la clara luz del sol invernal. La verdad es que todo estuvo muy bien excepto que al ir de regreso, accidentalmente le di un leve puntapié en el talón a una mujer que se me cruzó en el camino. La mujer se me plantó al frente como gallo de pelea y me clavó un par de ojos asesinos cuando le pedí disculpas. A la hora de salida la temperatura ya estaba tan baja como en la mañana y además corría viento. Ahora sí sentía frío. Caminé hasta la estación del metro a paso apretado y concentrado. El tren llegó pronto. Entré al vagón que todavía no iba muy lleno, ubiqué un poste vertical de donde sujetarme -mejor que las barras que penden del techo porque me quedan muy altas y hacen que se me canse el brazo- y de ahí me sujeté. Después de unos minutos de una suerte de hibernación, ocupada de las sensaciones del cuerpo y de desentumirme, comencé a abrirme a mis alrededores. El vagón ya iba más lleno. Sentado al frente mío iba un hombre que aparentemente hablaba con una mujer ubicada a mis espaldas, al otro lado del pasillo. No puse mucha atención pero creo que protestaban sobre la falta de respeto y de la insolencia de la gente. De pronto, después de un silencio, el hombre me mira y me habla.

-¿No siente remordimiento? Me pregunta.

-¿Remordimiento?- Repito, comenzando a sentir remordimiento mientras mi mente vuela buscando y cotejando acontecimientos pasados que encajen con el sentimiento y le den más definición.

-¿No siente remordimiento por lo que ha hecho? Insiste este.

-¿A qué se refiere? Pregunto algo confundida, aun sin lograr decidirme por un evento en particular.

-¡A usted no le importó pararse al medio y no dejarnos conversar más! ¡Ni siquiera pidió permiso!

-Pero señor, me paré donde pudiera sujetarme... además... estamos en el tren (y no en el salón de su casa). Esto último lo pienso pero no lo digo, comenzando a hacerme conciente del malentendido que se está produciendo.

-¿Sabe? Sus modos son los modos del demonio. Es más. ¡Usted es el demonio! El hombre comienza a exaltarse. La imagen me causa risa pero me freno temiendo que efectivamente pueda ser el demonio el que ría por mi boca.

-Lo que pasa es que ustedes. están acostumbrados a no respetarnos. Creen que nos conocen pero no saben nada de nosotros. El hombre insiste, cada vez más enrabiado.

-Señor- respondo, ahora comenzando a sentirme también exaltada y ofendida por habérseme comparado con el demonio. Estamos en la hora punta y no es razonable esperar que... Trato de terminar el discurso pero el hombre no me escucha.

-¡Hablan como si nos conocieran y nunca han estado en África...! Agrega este.

¡En África! Pienso y ahora sí casi me río. ¡Acabo de pisotearle el corazón a Africa! Y yo que creía que iba en el metro de Nueva York...tratando de sujetarme de un maldito poste que no me canse los brazos. Los brazos se me cansan fácilmente desde que tuve meningitis. Casi lo digo en voz alta, pero me reprimo. Siento el amor propio aguijoneado y no quiero hablar de mi historial médico en público, demás, el hombre no está interesado en lo que yo diga. Lo nuestro no es un diálogo, es una catarsis unilateral. Pronto, notado mi acento extranjero el hombre agrega que los judíos somos la peor basura que existe en esta ciudad. Bueno, ya me han preguntado antes si vengo de Israel... pienso.

-Señor, si quiere que me mueva, dígamelo- Respondo, pero me siento clavada al piso y la verdad es que si él me pide que me mueva no sabré donde ponerme. Me siento cada vez más incómoda. Al lado del hombre viajan dos mujeres, también negras y de mediana edad, que alientan al hombre con sonrisas veladas. El resto de los pasajeros van cabizbajos o mirando de soslayo al hombre fornido que me reta y a mí. Me siento humillada.

-Usted está enrabiado....- Comento con una voz que pretende ser serena, mientras pienso que a ese hombre la rabia se lo va a comer vivo. Siento que la adrenalina me comienza a hacer flaquear las piernas.

-¡Claro que tengo rabia! Toda mi gente tiene rabia... ¡Siempre vamos a tener rabia!- Noto que las mujeres a su lado aunque siguen guardando un silencio indulgente han comenzado a sentirse incómodas. Yo, sujeta al poste pienso que maldita sea la culpa que tengo del resentimiento de ese hombre y el de su gente.

-¿Qué le parecería que nosotros fuéramos a Europa a violarla por el culo o a partirle la panza y arrancarle el bebé que lleva dentro?- Pregunta ahora, sospechando que tal vez no soy israelí.

-¿No le daría rabia? ¡Dígame!

-Me daría mucha pena...- Respondo después de unos segundos, mientras pasan por mi mente las vejaciones de mi vida. Reconozco que más de una vez he sentido que el mundo entero es responsable de mi infortunio y que el mundo me debe algo. Recuerdo las veces que he sido objeto de discriminación -aquí, por que soy extranjera, allá porque pienso distinto, acullá porque soy mujer. En fin. La autocompasión y mi propio resentimiento comienzan a atenazarme, pero mi dignidad y rebeldía le salen al paso. En mi interior hay una pugna. Siento miedo pero me niego a exteriorizarlo. Al mismo tiempo, siento que me veo como una enana ridícula con acento extranjero, qué se yo, como un perro chihuahua encapuchado y agarrado tristemente de un poste. ¿Y si fuera cierto que soy egoísta que pienso sólo en mi propio bienestar? ¿Pensarán eso los demás pasajeros? ¡Pero que diablos! Ni este hombre eligió nacer negro en los Estados Unidos, ni yo elegí nacer mujer, de otra raza y en otro país. ¡Carajo, si él y yo ni siquiera elegimos nacer! Aspiro una bocanada de aire y me preparo para el próximo embate. Al lado del hombre, las señoras han bajado la cabeza como el resto de los viajantes.

-¿Pena? Yo prefiero tener rabia... ¡Me gusta tener rabia! ¡Y me voy a asegurar de que mis hijos también tengan rabia!

¡Claro! ¡Felicitaciones! ¡Regia solución! Pienso, con cara inexpresiva. Esto es más que surrealista, es ridículo. ¡Esto es demasiado! Comienzo a tomar distancia de lo que ocurre. Me observo observando. El hombre que tengo al frente es menor que yo, se ve sano, fuerte y bastante bien vestido. Pero él sigue vociferando y habiendo adivinado mi procedencia, ahora sobre los hispanos, que somos mejor tratados que ellos y que venimos a este país a quitarles el trabajo. Pienso, con un último dejo de sarcasmo que, a menos que el hombre domine el castellano no le puedo haber quitado el trabajo porque soy intérprete. Esto tampoco lo digo. Solo me limito a mirarlo a los ojos, ya más desapasionadamente. En esos ojos veo tristeza detrás del odio y más atrás aún, un fuerte clamor por salir de la trampa en la que tal vez sospeche que ha caído. Tiene bonitos ojos el hombre. Comprendo que sufre, encerrado como está en su violenta atmósfera interna. Él no sabe de mis sufrimientos y yo no sé de los suyos, pero lo cierto es que ambos sufrimos. Noto que ya casi desahogado comienza a callar. En los próximos días y semanas, nuevamente acumulará tensión y luego explotará, quién sabe con quien -en una sucesión mecánica que tal vez dure toda su vida, o tal vez no.

-¡Mejor no sigo porque pudiera pararme y golpearle! Concluye, con más tristeza que rabia, en un último intento de amedrentarme. El hombre se ve cansado.

-Así es, usted podría derribarme de un golpe. Respondo con sinceridad y siento su tristeza.

Se produce un silencio insondable entre nosotros. El tren ahora va casi lleno. Un recién llegado incauto se ha parado bloqueándonos parcialmente y con esto finaliza el drama. Dos paradas después he de bajarme y en casa le contaré el incidente a mi familia a la hora de la cena. Uno de mis hijos me dirá que aunque no merezco haber sido tratada con tal violencia, él nota que a veces soy muy distraída y no veo lo que se me viene encima. Mi hijo piensa que debo despertar. Ah si, despertar, eso es lo que he pedido ayer por la mañana.

# DIVAGACION EN ABRIL

No sé que voy a hacer. ¡No puedo dejar de pensar en lo que ha ocurrido! Tengo las imágenes incrustadas en la conciencia. Mi cabeza trata de darles orden buscando el momento en que todo se trizó. ¿Será que voy a estar ligada a él para siempre, o es que me resisto a comenzar una nueva vida? Debe ser el temor, sí, seguro que es el temor a empezar de nuevo. Me gusta el abrigo de esa joven, ¿la querrán a ella? El color está muy bonito, le sienta muy bien. Se ve querida esa joven. Pero, ¿qué hago? No me fijo en qué estación estoy. No vaya a ser que encima de todo llegue tarde al trabajo y tenga que tragarme los reproches de los abogados. Que terrible es andar con temor a todo; temor de no poder pagar el arriendo, temor a comenzar una vida nueva, temor a llegar tarde al trabajo, temor a ser herida de nuevo. Ah bien, vamos llegando a la calle 14, me faltan tres paradas. Pero ¿cómo pudo? Nunca pensé que pudiera herirme así, después de tantos años y de todo lo que encaramos juntos. Son tantos los recuerdos. ¡Me queda tan grande la cama! Y con el poco trabajo que he tenido este año más vale que llegue a tiempo, sino no me llaman más y no puedo pagar el arriendo. ¡Ay Guía, no me abandones! Tiene que haber otra forma de vivir, de estar, de ver. ¡Enséñamela, Guía! Me gustaría ir a un lugar donde todos me quieran, donde haya estrellas inmensas y bondad y entendimiento y misterio; un lugar donde me sienta cerca de los dioses. ¡Ay, quisiera una menta...! pero, seguro que olvidé ponerlas en la cartera. Y este invierno que no se quiere ir. Tal vez pueda ir a Arizona en el verano, donde los indios Dinéh. Los indios van a quererme porque yo los quiero a ellos. Pero no, que va, si no tengo un peso. Este año empezó mal, sin trabajo y con esa sospecha ensartada debajo de las costillas. ¿Qué voy a hacer? Todo se desbarata y estamos en guerra. No tengo respiro, no puedo comer, no sé para dónde girar. ¡Pero, qué lleno está este tren! No puedo ni meter la mano a la cartera para ver si traje las mentas. OK, ¿qué hora es? Las 9:45, bien, con suerte llegaré a tiempo. Ojala que hoy los abogados estén tolerables porque no ando de humor para imbéciles. Si supieran lo que me pesa el corazón y lo que me cuesta levantarme no se atreverían a chistar. Voy a tener que comprarme sandalias para el verano. ¿Cuánto costará el pasaje a Arizona? ¡Y dale con eso, ubícate en la realidad mujer! La realidad... esto no es más que un tercio de la realidad. Eso es lo que pasa, sé que a esta altura del camino debo aspirar a la realidad y es lo que deseo, pero me da miedo. Eso es, me da miedo... ¡Ay, qué ganas de comerme una menta! Y ese hombre que me mira tanto, ¿me habré pintado la boca despareja? Ahí hay una ventana, a ver. ¡Ay, coño, olvidé pintarme la boca! Ah, yo me estoy volviendo loca, ya poco me falta para salir a la calle en pantuflas. Pero no importa, ya voy a salir adelante. Lo que pasa es que yo sé qué cosas debo dejar atrás para partir en mi búsqueda, pero no me... no me... ¡y me sigue mirando el tipo ese! Es que me nota el dolor. Como los animales que olfatean la desgracia ajena, ese se da cuenta de lo que me está pasando, coño. Igual que los animales, husmeando y fijándose en todo. Y el gato. Qué voy a hacer con el gato que me está roseando toda la casa. Antes lo hacía un par de veces al año, ahora que todo se vino abajo no hay quién lo pare. Todo es un desbarajuste. Y para colmo estamos en guerra. Voy a tener que pedirle a él que me lleve en el auto a dejar al gato en el bosque. Por lo menos así tendrá una oportunidad de vivir, nunca lo llevaría a que lo maten. Mi vida ha cambiado tanto de la noche a la mañana. Todo se acaba, hay tanta destrucción. Si, y a mi gato viejo también le va a cambiar la vida. Ay, pero no quiero pedirle favores. Ya no soy su amor. A ver si me las arreglo sola para llevar el gato al bosque. Lo puedo dejar cerca de alguna casa con una caja de comida abierta y que se busque un lugar donde dormir entre los matorrales. ¿Cómo dormir? ¡Me queda tan grande la cama! Los tuve tantos años pero ya no puedo tenerlos en estas condiciones. No es suficiente quererlos, el gato no va a dejar de rosear la casa y él ya no me quiere. Ay

Guía, dame la fuerza que... ¡Ah, aquí me bajo! ¡Al fin! Siempre me ha gustado caminar con la gente. Me gusta cuando palpitamos juntos. Alguna vez seremos hermanos, pero por ahora estamos en guerra. Yo siempre lo quise, con sus defectos y sus virtudes, con todo. Iba a vivir toda mi vida con él. A veces bailábamos, ahora me baila la ropa... bueno, por lo menos he adelgazado, algo he sacado de todo esto. ¡Ay, pero fíjate en el semáforo, mujer! Sí, me queda grande la ropa, la cama, la casa. Bueno, por lo menos estamos en primavera y el gato tendrá tiempo para aclimatarse antes de que llegue el frío. Y en el invierno voy a tener que dormir con pijama, ¡me carga dormir con pijama! Luz verde, ahora puedo cruzar. No importa ¡yo voy a salir adelante! OK, faltan casi 4 minutos para las 10, voy a llegar a tiempo. Pero todavía lo llevo en mi seno, aunque ahora es un desconocido. No sé lo que piensa, lo que siente, lo que quiere; no sé por dónde anda. Su corazón está tan lejos del mío.¡Mira, no te vayas a poner a llorar en la calle que...! Mejor que me pinte la boca antes de llegar, debo aparentar que estoy muy bien y lista para trabajar, sino, dejan de llamarme. ¡Qué ganas de escapar a Arizona y estar con los indios y con los dioses! Ah, aquí es donde vi esas sandalias. Ah sí, ahí están todavía. Que raro que todo siga funcionando, que todavía salga el sol y se vuelva a entrar aunque yo tenga el corazón encogido y esté paralizada en el tiempo. Cuando vuelva a casa me voy a meter al Internet a averiguar el precio de los vuelos a Arizona. ¡No importa nada! Yo voy a salir adelante y voy a llegar allí donde no se depende de nada. No hay muchas oportunidades en la vida para cambiar profundamente, pero esta es una. Algo bueno va a salir de todo esto. Además, no es la primera vez que me pasa algo grave. ¡Ah, que bueno, traje las mentas! Pero ¿por dónde voy? ¡Claro, qué lindo, me pasé! Claro, ¡como si estuviera tiempo que perder! Después llego tarde y le tengo que aguantar la cara de pendejos a los abogados. Bueno, no es tanto, una cuadra no más y todavía faltan casi 2 minutos para las 10. Voy a llegar a la hora exacta. OK, entro y me pinto la boca en el ascensor. Es que todavía lo quiero. A veces lo siento presente, ¡lo extraño tanto! Es como si me hubieran cortado una pierna y... ¡joder! me pinté con el rouge equivocado. Ahora parezco monstruo. Bueno, mejor, así los abogados no se fijan en mí y se limitan a pelear entre ellos. Mejor, porque hoy no ando de humor para imbéciles. Estoy cansada del misérrimo tercio de realidad al que nos hemos resignado. Me pongo una menta en la boca y entro como si nada. Y ¿hasta cuándo estaremos en guerra?

# FRACASO Y NUEVO INTENTO

¿Cómo os reconcilio
dulce trozo de piña jugosa
consentida
protegida de la escarcha nórdica
alegremente acomodada en lecho de cristal
compartido con frambuesas
moras y papayas
desplegando perfumes
seduciendo el paladar de ejecutivos
conferenciando en rascacielos
de Manhattan?

¿Cómo os reconcilio entonces
con el Bronx crudo
a donde salto y saltan de frío hombres y niños
mascando grasa con ojos callejeros
bruscos
a la espera del veredicto
desprotegidos de alimañas prolíferas
que se escurren por aceras cuajadas de
gargajos congelados?

# PUNTO CERO

(en sueños)

Avanza por una planicie amplia y árida, bajo un cielo inquietantemente despejado. Por la ventana del auto ve postes eléctricos que se suceden conectados por un grueso cable metálico sobre el que se posan miles de pájaros idénticos perfectamente alineados. El auto serpentea por la carretera vacía, recta e interminable, a velocidad inconstante. En el asiento trasero, ella lucha contra un sopor incipiente tratando de concentrarse en el orden de las aves, buscando una sensación de confianza que la distraiga del peligro que adivina. Pero el paisaje inmóvil y las aves recortadas en el cielo no bastan para reconfortarla. El auto no tiene conductor.

Trata de incorporarse para alcanzar el volante y guiar. Los brazos no le responden, solo las piernas parecen tener fuerza. Deslizando el tronco por el respaldar del asiento comienza a escalar el asiento delantero con los pies, hasta lograr asir el volante. Trata de guiar, pero al estar tendida de espaldas no ve el camino. Su cuerpo es vencido por el sopor. El auto se desplaza bajo una noche de luna nueva, que riega visos fluorescentes sobre el paisaje de montes escarpados. A la izquierda hay una laguna que adivina radioactiva. Blandamente desalentada abandona el intento de controlar el vehículo y simplemente mira por la ventana cerrada hacia la laguna que se acerca. Cae. El auto se hunde pesadamente. No hay alternativa, si abre la ventana para salir y subir a la superficie se saturará de radioactividad, si no la abre llegará al fondo de la laguna y en poco tiempo consumirá el oxígeno dentro del vehículo. Ya no hay esperanzas que guardar ni promesas que cumplir.

Entonces, se le ocurre que toda su vida ha sido un trayecto de preparación para este momento, un camino bordeado de oportunidades que aprovechó o desaprovechó. Pero ya nada de eso importa, es un buen día para partir. Le llegan olas de imágenes y hechos pasados desde muchas regiones de la mente y del cuerpo. Allí están las memorias humildemente conglomeradas. Ella, respondiendo ya a los signos de la nueva economía de su vida, sabe que debe alivianarse para ascender y, mirando a sus memorias a los ojos, con compasión las libera una a una. Pero el cuerpo, adivinando su abandono inminente se resiste a la pérdida de su función de asiento, de almacén y vehículo de esa vida. Mientras ella, distraída, ya casi saborea los tiempos y espacios de otra realidad, aquel viejo amigo intenta transar alivianándose de lágrimas y otros pesos. Y cuando, como último recurso, el cuerpo trata de hacerse inconspicuo disminuyendo el pulso, el ritmo cardíaco y el funcionamiento de los demás órganos, ella ya ha comenzado a alejarse, orientándose hacia el paisaje deslumbrante que se despliega ante su mirada nueva.

*Llegan las primeras luces del día*
*acompañadas*
*de un coro de sirenas*
*roncas*
*agudas*
*ansiosas.*
*Sirenas hostigantes.*

*Vienen ancladas al concreto*
*con ruedas resistentes*
*sobre las que avanzan vertiginosos vehículos pesados.*

*¡Hay crisis, luego existo!*

*Tendida en la cama permanezco entre sueños*
*cautiva del estímulo urgente*
*¿quién sufrirá?*
*¿dónde estará?*
*mi corazón encoge.*

*¿Qué nos pasará?*

*Ah, pero los sueños recién soñados*
*también hacen efecto en ellos he volado*
*hacia un faro al centro de mí*
*incorpórea*
*ligera*
*inmortal al fin.*

*Tendida en la cama comprendo.*

*Mi cuerpo*
*es un almacén de tiempo y espacio*
*un coleccionista de experiencias*
*un cofre de sentimientos*
*un instrumento de cambio.*

*¿Qué es la realidad?*

*La realidad es.*

# RED HOOK

(semisueño activo)


Entonces, rechazando el marco del ventanal con el pié izquierdo y adelantando la pierna derecha, simplemente saltó al aire desde el segundo piso del edifico de ladrillo. Un fotógrafo captó, a medias, la expresión de los ojos y uno de sus talones al pasar. Abajo, la gente que conversaba en la tarde primaveral no se sorprendió de ver aquel cuerpo elevarse en un suave vuelo en vez de caer al asfalto. Entonces, también ellos que siempre se habían conformado con mirar, concluyendo su espera sintieron que se les alivianaba el corazón y saliéndoseles el cuerpo por los ojos, se elevaron al unísono.

Casi nadie la vio cruzar en su vuelo al otro lado del canal, seguir entre la hojalata de la fábrica abandonada y el remolino enmohecido de aquella torre ladeada. Nadie la vio entrar por el hueco de una ventana rota y seguir su vuelo hasta llegar a la sala y entrar nuevamente en su cuerpo recostado en el sofá.

La siesta concluyó cuando un abejorro traído por la brisa del patio le rozó el cabello. Estiró el cuerpo y se desperezó sintiendo deseos de salir a dar una caminata. En la calle, se dejó seducir por las cuadras y caminó sin rumbo hasta que sintió en la cercanía un rumor de humanidad que la intrigó. Entonces, usando sus sentidos buscó la fuente del rumor hasta desembocar en una acera soleada que se extendía entre la orilla de un canal y una edificación de ladrillo. Se acercó, se mezcló con la gente que se asoleaba sobre el asfalto y conversaba y, con ellos, le vio saltar al aire desde el segundo piso para volar suavemente hacia el otro lado del canal. Entonces, como todos, sintió que concluía su espera, que se le alivianaba el corazón, que el cuerpo se le salía por los ojos y que se elevaba en un vuelo hacia el centro de si.

Siento un fuerte tacto de aire en mi cuerpo
sé que en la más ciega de las noches
me desplazo rauda.

Soy una saeta inmaterial
ingrávida
volando en el silencio preñado.

El espacio se ilumina y veo.

Abajo
el oleaje crespo de un mar sin fin
se cierne.

Al medio
una estructura asentada
mi vuelo atraído me lleva al armado
una torre
un mirador de piedra coronado de balcones.

Adentro
en su corazón
un resplandor creciente que colma el paisaje.

Mi yo se disuelve
ya no seré la misma
ya no podré herir
no podré odiar ni desesperar
ya no sabré temer.

Llego al centro de mi ser.

# UNA IMAGEN GUIA

La Fuerza que se presenta desde todas direcciones llega en forma circular. La Fuerza, la energía vital, es una esfera que simultáneamente avanza hacia lo profundo y crece hasta abarcar el mundo. Observo esto en mí y fuera de mí sentada sobre la cima rojiza de una meseta. Es el amanecer y en mis brazos se alberga un bebé que amamanto. Visto el atuendo de mi Guía, tan útil para ayudar. Con el velo, cubro a medias al niño para protegerle la vista del sol horizontal. El silencio impera y siento el pecho ensanchado de suave sentimiento.

A lo lejos observo a mi Guía que se acerca con el acostumbrado canasto y con un arado, seguida de un león de pelaje dorado por el sol. Desde allí me saluda ella con un gesto del brazo, luego le pasa el cesto al animal. El soberbio felino con el canasto colgando de las fauces comienza a caminar mansamente hacia mí y el bebé. En la distancia mi Guía ha comenzado a hacer surcos en la tierra fértil y negra que contrasta con el rojizo paisaje de mesetas. El pecho se me ha vaciado y cambio al niño al otro pecho para que siga alimentándose. El león llega y deposita el canasto a mis pies. El cuadro es un triángulo formado por el animal, el canasto y yo, con el bebé al centro. Destapo el canasto para liberar la serpiente que vendrá a ceñírseme en la cintura. Acaricio la magnifica cabeza del león que ronronea tendido a mi lado mientras observo a mi Guía en su labor. El bebé ahora satisfecho dormita sobre mi regazo.

Llegan otras mujeres con sus niños, con sus aves, con sus reptiles o animales y vienen acompañadas de sus Guías. Todo está bien. Todas hacemos lo propio, conectadas por un mismo plan en que la vida es un portento que se sucede sin fin. Comienza el día.

*¿Qué diré de ti?*
*Diré que a veces te sueño con claridad*
*a veces despierto con ojos alertas y te veo gloriosa*
*de colores formas y texturas eres y eres tejido de oscuridad callada*
*de suaves hebras de porcelana viva eres trama de fulgor*
*eres café sabroso que cambia y no cambia*
*ni tienes fronteras.*
*A veces te percibo en el caminar de los transeúntes*
*te intuyo en la mirada y los gestos*
*te siento respirar en un vagón del metro*
*siento tu pulso y peso en el campo de deportes*
*detecto tu sabiduría ¡ya ni se dónde!*
*te añoro y vivo por verte*
*por ti quiero a muchos*
*casi a todos y a mí.*

*Nación Humana te conocemos*
*eres la tierra natal remota casi olvidada*
*en algún rincón interno*
*te hallas entre pavores y rosas embriagantes*
*espejos y pronósticos para el mileno*
*pero en la maraña del mundo interior permaneces intacta*
*tus habitantes viven vuelan ven y no se ganan el pan sudando*
*no matan ni mueren.*
*Son dioses.*

*Nación humana me esperas*
*sabes que algún día te encontraré yo y muchos*
*muchos y casi todos*
*entonces abrirás tus brazos para recibirnos*
*sin regaños por nuestra tardanza*
*porque en tí el tiempo no existe.*

# LA PARTIDA

*Qué chato caminas*
*rebaño de dioses caídos*
*rebaño arreado.*
*¿Olvidas que de tus pisadas brotan los días?*

*Desde tu estatura*
*miras el universo sin verlo*
*deshabituado a la altura*
*desacostumbrado al vuelo.*
*Arquitecto universal*
*resignado a un nicho*
*duermes.*
*¿Olvidas que de tu soplo escapa llama y ventisca?*

*Cánsate de esa marcha insípida*
*esclavo tímido*
*medidor de ánimos.*
*Ese no es tu oficio.*
*Regresa a tu centro*
*provoca la luz*
*pálpate la frente.*

*Transforma tus días.*

## UNA CARRERA

El acontecimiento no figuró en los diarios, tampoco se vio por televisión ni se escuchó en las noticias. En el liceo nunca se tocó el tema. Se hubiera podido pensar que el suceso nunca ocurrió a no ser porque tiempo después, discretamente, el ministerio de educación envió una misiva a los padres y apoderados del país. El comunicado anunciaba que en estrecha colaboración con las autoridades correspondientes, se pondrían en efecto estrictas medidas disciplinarias para los escolares que amenazaran la estabilidad pública durante horas de clases. Sin embargo, después de ese día nada volvió a ser lo mismo.

El día en cuestión Sara llega atrasada y se mete al liceo por los barrotes del portón ya cerrado, ayudada por algunos compañeros que se arriman para protegerla de los ojos de los inspectores. Aparte de eso, las cosas se suceden como en cualquier mañana. En la sala de clases, soñando con jubilar, el profesor de historia describe eventos remotos y hasta posiblemente no acaecidos, mientras los alumnos percibiendo la falta de convicción de este, toman apuntes con mala letra, soñando con el receso para encaramarse a la azotea a tomar un poco de sol, o escabullirse al fondo del patio a fumar.

Sin embargo, a media mañana se comienza a sentir en el liceo un rumor insistente que crece hasta convertirse en un fuerte clamor. La muchacha no recuerda donde estaba en ese momento. Lo cierto es que llega al patio donde convergen muchos compañeros y allí, experimentando una fuerza que adquiere forma y dirección, se convierte con sus compañeros en un caudal irreprimible que desemboca por los portones a la calle. La fuerza es fluida, ligera, ágil y tremendamente despierta. Los jóvenes comienzan a correr con exhuberancia. Están enamorados del movimiento, yendo hacia este lado o aquel por consenso tácito. No hay palabras. No hay líderes. En las calles nada se les opone. La gente para a medio camino a mirarles pasar con sonrisas asombradas o asoman sus cabezas boquiabiertas por las ventanas de edificios y tiendas. Les aplauden desde los buses, los autos hacen sonar las bocinas y en medio del jolgorio una manada de perros vagos se les une produciendo risas y chiflidos de aprobación entre los transeúntes.

Sara corre sintiendo el sol y el aire fresco de la primavera incipiente que le roza la cara y el cuerpo. Mientras más avanza más energía tiene, como si la fuerza no solo fuera suya sino colectiva y multiplicativa; como si los estudiantes fueran la energía misma en busca de su centro. Los adolescentes casi vuelan a ras del suelo y van ligados por una inteligencia común. Bien saben que son los dueños de la Tierra.

La carrera los lleva a otros colegios de los que salen más jóvenes a engrosar el caudal, observados por inspectores y maestros atónitos que no se atreven a intervenir. Entre los nuevos viene un muchacho que recorre la multitud de principio a fin y vuelta al principio, alentando a los rezagados y aguantando a los que avanzaban demasiado rápido. El joven es un servidor, un ángel de cuerpo y pies livianos, es un regulador de la energía. Sara corre con él. Entre carrera y carrera él le cuenta que recién ha salido de España... que ha nacido cautivo. ¡Y me cago en Franco!, dice, riendo sin soberbia. "Hoy, por primera vez me siento libre y fíjate que me dan ganas de perdonar. Ah, ¡pero no intentéis pararme, que os aniquilaré a punta de compasión!" El muchacho sonríe con picardía, como hablándole a su propio pasado. Algunos estudiantes asienten. Sí, el mundo les pertenece. Es un patio de juegos, un laboratorio dispuesto, un escenario para su obra.

Quién sabe cuánto dura la carrera. Se ha dicho que los liceanos corrieron horas pasando por todos lados como un imán irresistible que atraía a más jóvenes. Hasta que llegan al fin de la ciudad, allí donde se presentan dos caminos; el uno recto y plano, el otro ascendente y accidentado. Las energías de los adolescentes desean lo incierto, lo misterioso y lo nuevo. Toman el camino ascendente. Allí ya no hay gente vitoreándoles, ni veredas, ni semáforos, ni edificios. Entonces, los pasos de los jóvenes se vuelven deliberados y medidos. Ya no saltan sino que caminan desafiando la fuerza de gravedad y su propia resistencia que comienza a mostrarse en forma de cansancio e inseguridades. Tienen que afilar los sentidos para mantenerse atentos al pulso del total y permanecer unidos. Pasan por regiones desconocidas, inciertas y engañosas, donde más de uno duda si debieran seguir o devolverse. Algunos argumentan que la carrera ya no es divertida, que ha perdido espontaneidad. El camino es ahora un acto deliberado, pero, ¿hacia dónde va y con qué fin?

No obstante, los jóvenes no detienen el paso. Siguen adelante aunque varias veces deben parar para reflexionar y atender al corazón. Poco a poco, tranco a tranco, se va haciendo claro que ésta ha sido desde un principio una carrera de osadía y rebelión. ¡Quieren verle la cara al enemigo y derrotarlo para luego seguir subiendo hasta la cumbre del mundo! Pero el enemigo no se presenta más que en sus mentes en forma de temores y memorias que debilitan y entristecen. De las grandes rocas del paisaje surgen los remordimientos y vergüenzas, las humillaciones e injusticias que han sufrido y que han hecho sufrir a otros en sus cortas vidas. La desconfianza comienza a tejer un fino manto sobre los jóvenes haciéndoles sentir protegidos, pero falsamente, pues bajo la engañosa cobija los celos y la envidia pronto los divide. Ya es de noche. En la oscuridad, las formas son inciertas y el espacio se hace pequeño y encierra. Los jóvenes sentados en la tierra se apiñan a esperar su destino. ¡La muerte del espíritu es lo que siempre han temido! ¡La muerte es el enemigo! Pero, ¿dónde está y cuándo vendrá? Algunos, agotados, sucumben al sueño. Todo es silencio y nada más.


De pronto Sara comienza a reír con irreverencia y rebeldía. Pronto, sus carcajadas se tornan claras, livianas y contagiosas. Poco a poco se despiertan los jóvenes y la risa se hace general hasta que remueve la bruma y atrae al sol mañanero que le gusta la alegría.

Ante ellos se extiende un paisaje de algún modo familiar pero imposible de localizar en el mapa o en el tiempo. Y comienza el mun-

mundo, con sus sonidos y aromas, con sus animales e insectos, con sus seres, con sus personas sin edad ni historia que los saludan sonriendo. Parece que alguien con un ademán de complicidad les señala un punto. Con suave regocijo retoman el paso por un sendero sinuoso. Este es el tramo final. Llegan a la cima desembocando en un espacio circular, adoquinado y milenario, extenso y exacto. Allí termina la carrera. Ahí se detienen en humilde silencio. Con sosiego observan los montes nevados, los mares y desiertos, las junglas y glaciares, los abismos del mundo. Han vuelto al hogar después de mucho tiempo. Congregados en el círculo escuchan quedamente palabras inteligibles que sus mentes reconocen, murmullos inmemoriales que parecen brotar de los adoquines o grabarse en ellos. Entonces, en aquel espacio remoto, la Fuerza que hasta ahora los ha guiado proyectándolos hacia fuera y hacia delante, cambia de dirección y comienza a henchir sus pechos sensibles. Traspasados por un suave oleaje de alegría ya son brizna de pasto, hoja alargada, pluma que se eleva al viento de la inmortalidad. Y ese día los jóvenes fueron uno.

EN EL CAMINO

## CASA AFUERA

(la anciana)

Es temprano en la mañana en Manhattan. El repentino campanillazo del teléfono la sobresalta. Sara contesta contrariada. Se trata de un trabajo de última hora. Es fin de semana y no tiene ganas de trabajar, pero acepta. Se prepara y parte rápidamente sin despedirse de su marido y sus hijos que aun duermen. Afuera, la mañana está fresca y clara. Decide caminar las pocas cuadras hasta llegar a la dirección que le han dado. Pronto llega a un edificio grande y antiguo. Entra con la sensación de haber estado allí antes pero supone que es solo una ocurrencia. El portero, con una expresión que asemeja la incredulidad, la hace repetir el número del departamento antes de dejarla pasar.

Sara entra al ascensor revestido de espejos y bronce pulido, añejo y elegante. Le da una mirada pudorosa a su figura ya redondeada por la maternidad que se proyecta en los espejos, conciente de la cámara de video que pestañea en una esquina del cielo raso. El ascensor se detiene y al salir siente un olor que la exacerba y la hace permanecer frente a la puerta del departamento indicado, sin resolverse a tocar el timbre. Pero no alcanza a prepararse. La puerta se abre súbitamente y Sara se encuentra frente a una anciana en bata de levantarse, con ojos medio extraviados y una sonrisa ladeada por una placa de dientes postizos mal acomodada. Sara siente rechazo. La mirada burlona de la anciana la inmoviliza. No quiere que la toque el aliento patético y ni siquiera la sombra de la vieja.

-Te estaba esperando, muchacha. ¡Y qué rápido has venido!-dice la dueña de casa con tono socarrón.

Sara casi responde que vive muy cerca pero se frena y se limita a sonreír tímidamente.

-¡Pero, qué digo! Si vives tan cerca, me lo dijo tu jefa...-continúa la anciana en tono capcioso mientras le hace un ademán para que pase. Sara entra, agradecida de que no le hayan preguntado su nombre mientras la vieja, considerando cumplidas las formalidades, se quita la placa de la boca y se la mete al bolsillo de la bata.

-Hay mucho que hacer- balbucea la desdentada. Esta noche doy una cena y debo tener todo limpio y ordenado cuando llegue el servicio de banquetes. Mis invitados son gente exigente y acostumbrada a lo mejor.

Ella apenas puede concentrarse en las palabras de la anciana porque un aire a encierro amargo y dulzón ha comenzado a metérsele por las narices y la hostiga. En un extremo del estudio hay un cuarto de dormir en el que divisa una cama deshecha, un sillón en el medio del piso y una cómoda sobre la que parece haber un retrato enmarcado. Más allá están la cocina y un pasillo atiborrado de chucherías y diarios viejos apilados en un rincón. A la vuelta hay una sala de baño. Al final del pequeño departamento hay una puerta que sirve de marco de una pintura muy colorida de dos mujeres sentadas lado a lado y de espaldas al espectador, como si miraran hacia adentro del cuarto. La puerta está cerrada con candado y la sugerente imagen contrasta con el resto del estudio, un ambiente poco atractivo, reducido y descolorado.

Sara sigue a la anciana hasta la cocina oscura, donde no hay señas de comida y el viejo refrigerador está desenchufado. Al girar para salir siente que algo se le pega en el pelo y se lo tironea. Al voltearse descubre varias tiras engomadas que cuelgan del techo llenas de moscas muertas. A la dueña de casa le hace gracia la repulsión de Sara.

-Necesito que te concentres en la cocina, el baño y el pasillo.

A mi cuarto no entres- sentencia la vieja apretando la boca con terquedad.

-Muy bien señora- responde Sara, esforzándose por parecer natural y práctica a pesar del rechazo que siente. Entonces, voy a necesitar un rollo de toallas de papel, un trapero para los pisos y periódicos viejos para limpiar las ventanas. Yo he traído los productos de limpieza como lo exige el contrato.

-¡Pues no tengo nada de lo que me pides!- La vieja contesta airada. Pensé que una compañía como la vuestra sería lo suficientemente...

Norma vislumbra la posibilidad de escapar.

-Ah, lo siento señora pero sin utensilios yo no puedo hacer el trabajo. Puedo bajar a comprarlos si me da dinero.- Responde rogando para sus adentros que la vieja sea tacaña y se niegue.

-Ay, pero... Bueno ¡está bien!- responde la anciana con tono de víctima, sacando un monedero y entregándole a Sara un billete.

Ésta mira el billete y sin perder las esperanzas de salir para siempre de aquella pocilga declara que con eso no le alcanza. La vieja piensa en ponerse a chillar pero viendo que Sara no va a ceder saca otro billete y se lo entrega refunfuñando. Sara resignada sale a comprar. A la salida, el portero que la mira con curiosidad se limita a hacerle una corta venia, pero cuando la ve volver de la calle con las compras, no puede más y le habla.

-Señora, creí que se iba. Creí que se había equivocado de dirección y que se iba. ¿Ha olvidado algo?

-No, no he olvidado nada. Solo salí a comprar. He venido a limpiar el departamento de la señora que tiene una cena esta noche.

-Ah ¿sí?- responde el hombre mal disimulando una sonrisa irónica. Es muy extraño porque esa señora nunca recibe visitas, ni sale. Ni siquiera deja entrar a que le pinten o le hagan reparaciones porque teme que entren a su cuarto. Y a quién le va a interesar entrar a ese cuarto, cuando...

Sara, que a pesar de todo hasta la hora no ha dudado de las palabras de la anciana, interrumpe al hombre con un frío saludo y se dirige al ascensor.

Arriba, la vieja -que durante su ausencia se ha pintado la boca y las cejas con pésimo pulso- le abre la puerta con una sonrisa coqueta que invita al halago. Pero a Sara, que se siente contrariada, no le hacen gracia los esfuerzos de la veterana y entrando sin decirle una palabra se dirige a la cocina. Ofendida, la vieja se va al cuarto y se instala en el sillón desde donde puede vigilar todos sus movimientos. Sara comienza por botar las tiras con moscas muertas al tacho de la basura que –ahora que lo nota- necesita una buena fregada. Entonces, lava el tacho y lo pone nuevamente en el suelo, pero ahora ve que el piso está inmundo y también el aparador y las ventanas, y todo lo que mira. Entonces, abre las ventanas cubiertas de hollín para que entre la luz y poder evaluar mejor el trabajo que deberá hacer. Desde el cuarto la vieja rezonga algo sobre el resfrío. Sara hace caso omiso y además enciende la luz. Pero la luz eléctrica es escasa porque las bombillas son muy débiles y están cubiertas de excremento de mosca. Empieza a sentir que nunca saldrá de ese lugar mientras quita las bombillas y comienza a lavarlas.

-¡Hay que estar loca para lavar las bombillas!- balbucea la vieja desde su cuarto.

Para alejarse de la vieja que la ofusca, Sara se va al baño que está tan descuidado como la cocina y además huele a medicamento rancio. Ahí hay a lo menos treinta frascos regados, muchos de ellos vacíos y con etiquetas amarillentas de farmacias que ya no existen. Tira los frascos vacíos al papelero y friega el baño de arriba abajo hasta hacerlo relucir. Luego sale al estrecho pasillo y echa mano de un periódico viejo para limpiar las ventanas. La vieja, que nuevamente puede verla desde su cuarto, la reprocha por usar periódicos con noticias tan importantes. Sara, haciéndose la sorda, vuelve al baño y ya fuera de la mira de la vieja hace muecas remedándola mientras se dispone a limpiar los vidrios. Entonces, su corazón da un brinco. La fecha en el periódico amarillento es de treinta años en el futuro. Sin saber cómo reaccionar, se guarda apresuradamente el segmento de periódico en un bolsillo y esforzándose por disipar la confusión que comienza a invadirla, agarra una esponja y limpia las ventanas rápidamente. Caminando de vuelta a la cocina evita mirar a la anciana sentada en el sillón. Allí trabaja maquinalmente tratando de no pensar en el periódico y de terminar luego para irse a casa y, ya comienza a tirar los frascos de remedio cuando nota que estos también tienen fechas de veinticinco y hasta treinta años en el futuro. Esto es demasiado. Sin saber a qué más atinar, Sara saca la cabeza por la ventana para tomar unas bocanadas de aire puro. Está asustada y confundida pero, poco a poco, sus ojos que recorren mecánicamente el paisaje de azoteas circundantes y cielos azules le dan algo de referencia. Esto, además del aire fresco y el sol que le toca la cara, la ayuda a serenarse a medias y a recuperar algo del contacto con la realidad. Decide encarar a la vieja. Le dirá que sabe que lo de la cena es una fantasía, que sabe que no ha salido a la calle desde hace años. Le dirá que el truco de los frascos de remedio y de los diarios es muy gracioso pero que no le ha hecho gran efecto, y luego se irá. Parte a hablarle, pero al salir de la cocina ve que la vieja no está en su cuarto y escucha, al fondo del estudio, el sonido de llaves y una puerta que se abre. Entonces, siguiendo un impulso, Sara entra al dormitorio de la vieja. Se mueve con rapidez sin saber qué busca. De pronto sus ojos tropiezan con el retrato sobre la cómoda. Se acerca y con estupor ve su propia imagen cuando era muy joven en medio de un parque desconocido. Está a punto de agarrar el retrato cuando nuevamente escucha la puerta del cuarto de atrás y el candado que se cierra. Sara corre a la cocina aparentando actividad hasta que siente que la vieja entra a su cuarto y se acomoda en su asiento. Está aturdida con su propia imagen en la retina. Siente que una distancia insalvable la separa de la vida que ha conocido hasta hoy. No sabe dónde está, ni cuándo. No sabe dónde está su casa.

-¡Muchacha!- grita la vieja desde el cuarto. ¡No te oigo trabajar! Vamos, vamos, que ya vienen con la comida. Sara reacciona y ya sin saber lo que hace se dirige al refrigerador. Pero la puerta está atorada y está a punto de girar en busca de otra cosa que hacer, cuando le da un último tirón y la puerta se abre dejando escapar una fetidez que le revuelve las entrañas. El artefacto está repleto de ratones descompuestos, cuidadosamente ordenados en los compartimientos. Sara se aprieta el vientre y ahoga un grito de espanto, retrocediendo hasta salir de la cocina. Entonces el horror la transforma. Sintiendo que la invade una rabia de siglos entra al dormitorio, agarra a la vieja y se la lleva a la rastra hasta la cocina.

-¡Se acabó!- grita Sara, indicándole el refrigerador a la vieja. ¡Se acabó toda esta porquería! Empiece ahora mismo a tirar esos ratones a la basura. ¿Qué espera? ¡A la basura con toda esta inmundicia! Y mientras lo hace me va contando de dónde sacó mi fotografía y los diarios esos, y los frasquitos de remedio del año 2030. ¡Vamos! ¡Empiece!

La vieja amedrentada obedece. Comienza a sacar los ratones del refrigerador y a botarlos a la basura. Pero luego prueba a levantarse el castigo y como una niña maltratada comienza a lloriquear diciendo que ya está muy vieja para hacer cenas de gala y que prefiere dormir siesta. Sara, que no quiere escuchar más disparates, sale de la cocina y echa a correr el agua en la bañera. La vieja que adivina las intenciones de Sara intenta escapar a su cuarto. Pero ésta, ahora presa de una lucidez febril, la ataja como una pantera y se la lleva en vilo al baño, donde le quita las sucias ropas y la mete a la bañera. Con un vigor que desconoce refriega a la vieja de la cabeza a los pies en medio de una berrinche que no escucha.

Pero todo pasa. La tibieza del agua, el vapor, el dulce aroma del jabón y la luz suave que ahora se filtra por los limpios cristales empañados, comienzan a calmar a las mujeres. Sara hincada baña a la anciana. Ya sin rabia la saca cuidadosamente de la bañera, la seca, la empolva y luego la sienta para cortarle el cabello. La anciana dócil, casi dormitando, se deja asear. Entonces, en lo más profundo de Sara se desata un nudo y del pecho le brotan los sueños más queridos y se los cuenta a la viejita. Y la anciana comienza a recordar. Envuelta en una toalla, con ojos entornados y suaves, ya sin edad, acaricia tiernamente la frente de Sara, mientras termina el relato describiendo el día del fin del sufrimiento.

# CASA ADENTRO

A la distancia, la casa velada por la suave niebla parece auste-
ra, con su fachada de columnas bien plantadas, la escalinata que lleva
a una puerta sólida y un techo curiosamente triangular. El conjunto
impide advertir de buenas a primeras la madera oscurecida y una cierta vulnerabilidad en la estructura que con el pasar del tiempo ha perdido la edad. Pero lo percibo... la casa una vez estuvo en llamas. Soy
testigo incómodo de la huellas del pasado acontecimiento y de un fracaso casi imperceptible. Contemplo la edificación con la silueta de la
ciudad a sus espaldas. A mis espaldas, un oleaje vigoroso rompe sobre las rocas. Mis pies se hacen concientes de trozos de vidrio y madera carbonizada semienterrados en la arena de la playa. Pronto se
entrará el sol y la casa soy yo.

La escalera interna me conduce a un rellano, un remanso oscuro y subterráneo dominado por humores minerales que me impul-
san a caminar a tientas hacia la fuente del estímulo. Tropiezo y caigo,
sumiéndome deliciosamente en la que adivino es tierra recién cernida,
húmeda, negra y fértil. La tierra colma un cajón de dimensiones un
poco mayores que las de mi cuerpo. Me tiendo dentro del cajón. Mi
alma se regocija con el fresco y húmedo contacto y reposo en la oscu-

ridad. Sí, aquí permaneceré. ¡Qué bajo me parece el precio en falta de existencia, comparado con el consuelo de hacerme invisible al sufrimiento! Mi conciencia comienza a desmigajarse saboreando anticipadamente mi nueva condición. ¡Seré simplemente tierra y nada más! Pero aun en este completo silencio, el tiempo y el espacio todavía son. Mi ser resiste la desintegración. Mis venas todavía palpitan. Debo seguir la marcha.


Deambulo por pasillos uniformes, abandonados; por laberintos sin referencia que me llevan al mismo punto. Siempre supe que detrás de la pared, o más bien entre las paredes, estaría ella. La siento en su cocina eternamente rodeada de pesados artefactos metálicos, perpetuamente ocupada. Ahí está la anciana. Rumia memorias y reprocha su error con voz monótona y monótona, licua carne, flores y verdura que luego pone a hervir a fuego lento. Me aflige presenciar aquella interminable mortificación. No quiero que la mujer me sorprenda espiándola. Retrocedo. Una jarra cae estrepitosamente al piso y se quiebra. Ella reacciona. Rápidamente levanta la cabeza y sus ojos ahora ávidos atraviesan mi cuerpo sin verlo y se fijan en la jarra rota. La expectativa que desaparece de su mirada es reemplazada por un desaliento tedioso. En su encierro, a vieja arrastra los ojos seguidos de sus pies hasta la ventana para atisbar el cielo.
    Me voy en la mirada de la anciana. Salgo por la ventana, asciendo hasta que me atoro en una nube dentro de la que se alza un monte escarpado. No sé por qué me palpitan las sienes y se apodera de mí un deseo febril de escalar. Me desnudo y cual reptil comienzo a trepar con urgencia. Una intuición se transforma en certeza. Sé que en la cima me espera la clave, la llave. Escalo el último tramo abrazada con piernas y brazos a la roca, insensible a los surcos que abre en mi piel expuesta. Ya piso la cúspide. Busco la señal en un recoveco. Hay un fulgor, me abalanzo. Mis ojos chocan con un cristal vivo -no sé de qué otra forma definirlo- que parece exhalar inteligencia y sentimiento. Sus facetas son un calidoscopio que palpita y cambia de forma al ritmo de mi pulso. Casi encandilada lo agarro y lo tironeo hasta que se desprende de la roca y sin tregua, me dispongo a desandar el camino y correr con mi tesoro hasta llegar a casa para esconderlo. Pero necesito las dos manos para bajar el monte. Mi mano atenazada no

quiere soltar el cristal. Inmovilizada por deseos encontrados me siento en la cima del monte a esperar una señal que no llega. En su lugar se presenta la soledad que nos cubre al monte y a mí como un manto, y bajo el manto, me fuerza el puño hasta hacerme abrir la mano. Resignada, acepto volver al mundo de la gente que añoro a pesar mío, pero antes, en un acto repentino recurro al azar y lanzo con fuerza el cristal hacia la tierra. Luego me zafo de las garras de la soledad y bajo la montaña con renovada urgencia. Llevo la esperanza atravesada en la garganta, pero abajo veo que he perdido la apuesta y lloro despechada, reprochándome por haber elegido la vida de siempre que ahora he de vivir esperando el día en que vuelva a mis manos aquel tesoro perdido.


La vieja quita la mirada de la ventana y vuelve a sus cacerolas. Yo, que tal como me fui he vuelto con su mirada, ahora me interno en sus ojos y avanzo por el paisaje descolorido de su cuerpo. En algún momento noto que me encuentro sumida en una laguna espesa e inerte, desacostumbrada a ojo alguno. Mi presencia produce en el agua un silencio colmado de presagios. Ciertas fieras suben a la superficie asomando sus cabezas y sus lenguas horquilladas, buscándome. Pero soy invisible a sus ojos. Entonces, al no poder encontrarme las alimañas se espantan y comienzan a desdibujarse, a desintegrarse bajo mi mirada desapegada que las consume hasta la inexistencia.


La abuela en la cocina ha detenido su quehacer cansino para atender a una visión que ahora toma forma en ella hasta convertirse en amanecer. Con deliberación se agacha para levantar el recipiente donde junta la grasa y lanza su contenido con un movimiento semicircular que incluye el fogón abierto. Estallan lenguas de fuego que se reflejan en los artefactos metálicos y cunden con avidez. La anciana trota divertida alivianándose con cada saltito, ganándole a las llamas que le pisan los talones y lanzándoles cerillas como una niña traviesa. Entonces, llega a la salida, da una última mirada a sus espaldas y sale de la casa dando un alegre portazo.

Le llegaban y se le iban los días
envuelta en un manto centrípeto.

En sus pupilas
en el iris de su realidad provisoria
se cocía sin cilantro ni tocino
un lento caldo de verdades intuidas.

Contándose las hebras de cabello
la encontraba la tarde
envuelta en el vaho de sus memorias
transitaba las horas restantes
enrollada en sí misma se la llevaba el sueño.

Hasta que un día se dice
soy del mundo
y ante la joven
se raja el espejo.

# CREACION EN HORA PUNTA

## (la mujer)

Son las 8:15 de la mañana, esa hora del día en que todo debe marchar sin falta, cuando la economía del tiempo y los actos contenidos en cada minuto acarrean consecuencias que pueden definir el día entero. Eso es lo que voy pensando en un vagón del metro cargado de pasajeros que entra en la estación disminuyendo la velocidad hasta parar en forma casi imperceptible y abrir sus puertas para que se produzca el recambio de pasajeros. Entre la muchedumbre de recién llegados, reparo en una mujer de rostro desdibujado que cruza el umbral del vagón con ojos de animal al asecho, capaces de inventar un asiento disponible donde no lo haya. La pasajera se sienta frente a mí y adivino que tiene un propósito. En cuanto parte el tren sus sentidos y su mente hacen un rápido reconocimiento de la cantidad de espacio y tiempo de que dispone y de las características del movimiento del tren. Luego se aboca a su tarea. Con movimientos cortos y bien calculados se coloca el maletín de oficinista entre los pies y extrae una bolsita de la cartera, de la que saca un frasco de maquillaje que bate, abre y comienza a aplicarse a ojos cerrados. La mujer se conoce la cara, no deja un centímetro sin cubrir ni se mancha cejas o pestañas con el líquido. Trabajando en total sintonía con el tren intuye al terminar que aun quedan varios segundos para llegar a la próxima estación y los aprovecha para respirar profundamente dos o tres veces mientras se le seca el maquillaje. Yo también aprovecho para respirar con los ojos cerrados mientras en mi mente se recrea la cara amarfilada de la mujer, un lienzo cuidadosamente imprimado a la espera de la obra.

Cuando el tren nuevamente parte abro los ojos y veo que ella, ahora con un estuche de colorete a dos tonos y una brocha gruesa y corta, ha comenzado a darse toques breves y rápidos que le dan forma y dimensión a su rostro, haciéndose aparecer facetas y características insospechadas. Ya me puedo imaginar a la mujer llevando una conversación casual en un cóctel, o en la oficina, haciendo prevalecer su dignidad frente a un jefe abusivo. Luego vienen las sombras. Con pinceladas cortas y sueltas se construye los ojos dotándolos de vida e inteligencia, pero no se permite más que una mirada impersonal de evaluación en el espejo antes de sacar y preparar el delineador que debe usar durante la próxima parada del tren. Ahora, con el delineador en una mano se permite otro momento de descanso. Sus ojos se posan casualmente en los míos, causándome el sobresalto de quien es sorprendido violando la intimidad ajena. Retiro mis ojos fingiendo volver a mi lectura. ¿Cómo leer cuando ante mí se está creando un ser humano? No puedo desviar mi atención de tal acto y al mismo tiempo sé que no debo ser indiscreta. ¿Qué hacer? ¿Para dónde miro? La confusión y la vergüenza terminan por vencerme y levanto la vista hasta ella llena de remordimiento y dispuesta a acepta el reproche de sus ojos profundos. Pero en ese momento el tren se detiene y la mujer vuelve a su tarea. Ahora se pasa el finísimo pincel con delineador por los bordes de los ojos con sólo un traspié a causa de un leve codazo de la persona que va sentada a su lado. La mujer, sin dejarse apabullar, se corrige la raya desviada y se da los últimos toques antes de que el tren se ponga nuevamente en movimiento. Ahora los ojos ya bien definidos deben mantenerse muy abiertos y fijos por unos momentos para que se sequen las finas líneas de pintura, momentos que la dama utiliza roseándose una loción que aspiro desde mi asiento y me hace recordar las coronas de flores de los funerales. ¡Es por eso que siempre he odiado los perfumes! ¿Por qué tiene que existir el perfume, esa cosa dulzona, fastidiosa y repelente, que se impone al olfato con el engreimiento de aquello que se cree indiscutiblemente deseable? Ahora siento que soy yo el objeto de trasgresión y en mi interior se despierta la indignación. ¿Qué hago? ¿Le doy a la insolente una mirada fulminante? ¿Me burlo de su afán de ser atractiva? Pero no, en definitiva mantengo la mirada baja pues no quiero volver a ser sorprendida -y esta vez probablemente impugnada- por ese rostro que adquiere carácter y dimensión con cada segundo que pasa. El vaivén del tren termina por aplacarme y darme valor para volver a mirar a la dama que no muestra señas de saberse observada, o tan siquiera de estar rodeada de gente, mientras se cepilla la cabellera dejándosela suavemente ondulada y vaporosa. Los labios que a juicio de la bella no necesitan mayor atención reciben solo una fina capa de vaselina. Luego ésta mira el reloj y cierra los ojos para darse un retoque interno, despertándose los sentimientos, despolvando y dando definición a sus propósitos para el día, y evitando malos recuerdos que le pudieran estropear el pulso en la fase final de su trabajo: la aplicación de rimel durante la próxima parada del tren. Como es de esperarse, la mujer ejecuta la operación en forma impecable, terminando de pintarse las últimas pestañas mientras se cierran las puertas y el tren parte. Entonces adivino que la próxima es su parada. Puedo apreciar que la mujer se siente satisfecha con su obra y con los ojos nuevamente bien abiertos para que se seque el rimel, comienza a mirar de un lado a otro reconociendo lo que la circunda. Su respiración ha cambiado. Su tono es ahora el de alguien conciente de sus alrededores. Una vez seca la pintura comienza a pestañar normalmente y hasta le sonríe con un breve comentario sobre el tiempo -y con toda la fuerza expresiva de su mirada despierta- a la viejecita que antes le dio un codazo accidental.

Por segunda vez los ojos de la mujer se posan en los míos y esta vez con serenidad, lo que interpreto como absolución que agradezco con un suspiro. El tren se detiene para que se produzca el recambio de pasajeros. Las puertas se abren. La bella se pone de pie y al voltearse para salir del vagón se me sube el corazón a la garganta al ver que se baja del tren con la mitad del ruedo de la falda metida en el calzón.

En este día particular
en que camino y respiro como de costumbre
descubro al mundo contenido
en los confines de mi cuerpo.

Veo la oveja
la mirada sabia de quien no sufre
la tibieza del fogón en la cabaña de piedra
y me enternezco.

Eran las siete cuando presencié un crimen.
Ocurrió así.
En mí se debatieron dos enemigos
uno murió
el sobreviviente vaga por mi mente sin rumbo.

A las once me lavaba las manos
cuando en mi pecho se fundó un mundo nuevo
nuevo de colores
razas y formas
nuevo para mis ojos externos.

A las tres detecté mala intención en mi prójimo
reconocí la contracción de la mandíbula
la respiración corta me lo confirmó
sentí el cálculo en sus pupilas.

Las cosas empeoraron a las cinco
cuando en el hígado sentí
que el mundo se acababa.
¿Para qué seguir?

*Y has de saber que regresaba a casa*
*cuando los dioses*
*se me escaparon por los poros*
*hacia todo rincón del planeta.*

*Esto y más ocurrió hoy.*
*Ahora me digo*
*todo está en mí.*

*El universo y cada mirada*
*lo conocido y por conocer.*

*Todo está en mí.*

RETRATOS DE LA FUERZA

Casi ausente a veces
más nunca me dejas.
Ahí estás
sosegada
calladita.

Me acompañaste desde niña.
Jugábamos ¿recuerdas?
Luego crecí
y me hice adepta
a edificios de concreto
y te consideré
cosa pequeña
casi olvidada.

Pero ayer
abrí una puerta
y te vi como por primera vez.
Te vi de espalas.
Te volteaste
y me azotó tu gloria.

Viniste a mí,
como diosa
me abrazaste la mirada
hasta disolverla.

Vi con el corazón
con todo el cuerpo vi
cuando emanó de tu ser
una marejada de luz.

*Y me tocaste.*
*Tu mano traspasó*
*piel y hueso*
*me desencadenaste*
*un temporal*
*de truenos constructores*
*y rayos arteriales.*

*Entre dulces temblores*
*la lluvia escapó de mis ojos*
*trayendo*
*una calma de blancas alas*
*desplegadas.*

*Y así*
*estando yo despierta*
*me dijiste*
*que no hay fin.*

# LA ESFERA

## (un contacto)

Sentada en mi cuarto a la hora habitual, pido. Le pido a mis guías -a todos aquellos a quienes admiro- le pido a los dioses, le pido a las musas y me pido a mi misma. Pido que todos se unan y me instruyan, que me enseñen a valerme por mis propios medios. Pido indicaciones para construir mi senda, para sacar de mi propia fuente, de mi propio ser, los recursos que necesito para orientarme hacia la libertad. Pido fortaleza para dejar atrás las excusas que me impiden ver el camino -las memorias amargas, los sueños truncos, los errores cometidos, las traiciones que he vivido y mis temores.

Soy rebelde, creo que ya lo he dicho. Hoy me niego a aceptar a la naturaleza como único determinante de mis días. Deseo acceder al tiempo y espacio que conoce la continuación de la vida después de la muerte del cuerpo. Hoy deseo tomar una dirección -ya no fortuita sino intencional- dirigida a mi Centro. Hoy me reconozco divina.

Cierro los ojos y hago descender con mi mente un bálsamo delicioso desde la coronilla hasta mis pies, borrando todo trazo de dureza en mis músculos y mi piel -límites entre mi cuerpo y el mundo- piedras de tope en mi vida cotidiana. Pero el bálsamo no se detiene ahí, ahora penetra por mis ojos al interior y descendiendo por mi garganta acaricia mis órganos que palpitan. Suelto los pulmones y el corazón, suelto el vientre y el sexo. Pero arriba está la cabeza que se cree independiente y hasta allí llevo el bálsamo benéfico que penetra desde el cuero cabelludo hasta el centro del cerebro, persuadiendo a mi "yo" para que repose por un momento. Suspiro.

Elevo la mirada, expectante. En los cielos de mi conciencia atisbo una esfera cristalina que toma forma mientras desciende hasta quedar frente a mis ojos y luego entra por ellos convirtiéndose ahora en una sensación que baja hasta la cavidad pectoral. Allí, la esfera se ensancha en todas direcciones- y comienza a provocar sensaciones expansivas. Tiernas imágenes de tiempos pasados y futuros me conmueven, bellos paisajes desconocidos me inspiran, mientras la esfera crece ampliándome la respiración y haciéndome bambolear suavemente en mi asiento. Ruedan lágrimas de emoción por mis mejillas. Pero sé que debo concentrar mi atención en la expansión de la esfera que llega hasta los límites del cuerpo y parece abarcar el mundo. Ahora la esfera soy yo, no hay arriba ni abajo. La luz ilumina un silencio alguna vez intuido que disfruto serenamente por unos instantes incontables con los números que conozco. Entonces pido. Pido que se aclare el día, que se defina mi dirección, pido valentía y entereza y pido saber transmitir mi experiencia, para que otros puedan encontrar también su senda.

RETRATOS DEL GUIA INTERNO

*Desde este paisaje*
*de brisas luminosas*
*y verde trinar*
*te adivino*
*anidado*
*en tu centro.*

*Pasan nubes*
*por cielos fragantes*
*en quieto movimiento.*

*Entonces*
*en mi interior despiertas*
*desperezándote*
*los siglos.*

*Tus ojos se abren*
*y*
*diviso la realidad*
*detrás*
*del paisaje.*

# AYUDA DEL BAQUEANO

Despierto sintiendo una dulce ansiedad. Sin abrir los ojos pido conocer a mi Guía Interno. Espero.

Al otro lado de la calle, el campanario de la catedral comienza a repicar transportándome a un paraje de montes nevados, tan empinados, que apenas puedo ver una porción de cielo en lo más alto. Subo. La nieve es engañosa; donde parece sólida falsea mi pie y se hunde, donde parece blanda es una capa de hielo lechoso y resbaladizo. Así, dando pasos en falso, rodando cuesta abajo y volviendo a comenzar el ascenso cada vez con más vigor y regocijo, llego a una cima que se recorta contra el cielo.

Parada entre las montañas con una mochila en mi espalda, veo a mis pies una vasta llanura y una laguna de azul turquesa al centro. La visión me provoca y bajo corriendo, rodando, saltando y riendo, con una alegría que no he sentido desde niña. Me postro a la orilla de la laguna y bebo el agua helada, sintiéndola bajar por mis entrañas fortificando mis órganos. Pero en ese silencio perfecto siento una presencia. Al voltearme veo la figura de un jinete con poncho de castilla y capucha que se acerca montado en una mula. Me siento alentada, tal vez el hombre me pueda indicar donde se encuentra mi Guía. Salgo a su encuentro para saludarlo y le pregunto si es lugareño, si conoce estos parajes. El hombre, un viejo de porte digno y callado, asiente, entonces le explico que ando en busca de mi Guía Interno.

-¿Usted sabe dónde se encuentra? pregunto.

-Sí, responde el hombre.

-¿Está aquí?

-Sí, pero también está en otros lados. Para encontrarlo hay que agarrarlo al justo, en un momento y un lugar particular. Hay que ir sintiendo por donde va. Hay que seguirle la huella.

-Entonces, ¿usted es un guía de las alturas, un baquiano? Pregunto lo que ya es obvio.

-Para servirle, me contesta ajustándose la capucha.

-Y, ¿tendrá tiempo para ayudarme a buscarlo?

-Si, la puedo ayudar, responde después de un corto silencio. Total, seguirle el rastro a los Guías es algo que a mí me gusta hacer...

-Pero, tengo que pagarle. ¿Cómo le pago? Noto que ya no llevo mi mochila.

-Ya veremos. Ahora partamos. Después veremos...

-¿Cómo hago?, pregunto. ¿Me voy caminando detrás de la mula?

-No- me dice y saca de su alforja un poncho. Abríguese con esto y móntese a mis espaldas. ¡Y no le tema al camino, mire que esta mula es muy rebuena y nunca falla! El baqueano sonríe con cierta malicia.

Escalamos en silencio por un sendero de recovecos. Pasamos por una especie de marquesina de hielo que protege la entrada de una gruta. El baqueano disminuye la marcha y la examina la caverna a la distancia pero no se detiene ahí. Continuamos hasta llegar al borde de una hondonada cercada por un muro de piedra, bajo y circular. Después de un breve titubeo el hombre para. Nos desmontamos, dejamos a la mula al borde del camino y bajamos al espacio cóncavo tocados por la brisa que lleva polvo de nieve. Ahora el hombre busca algo. Con los sentidos aguzados examina las ramas de los arbustos, las pisadas, las piedras enterradas en la tierra. El rastreo lo lleva hasta el muro de piedras. Allí comienza a cavar, desenterrando peñascos y terrones de hielo hasta dejar al descubierto un bloque de piedra plana y tersa. La piedra resulta ser una puerta tallada con curiosos símbolos y atravesada en su arista por un largo eje incrustado en la roca en sus dos extremos. Intuyo que se trata de una puerta que aísla una realidad distinta. El baqueano la empuja la puerta y la hace girar. Entramos por un túnel de piedra también lisa, negra y lustrosa, sobre la que se reflejan visos de un rojo purpúreo. Al fin desembocamos en la entrada de una gruta. Desde ahí puedo sentir el calor de una hoguera. Al fondo, diviso un espacio circular rodeado de figuras humanas. La gente está de espaldas a nosotros y no veo sus caras. Al acercarnos unos pasos distingo que todos están parados alrededor de una laguna, o tal vez un cráter, de lava candente. Nos detenemos a cierta distancia y observamos a la gente. Entre las personas parece haber una conexión que las hace ser parte de un todo y aunque están en silencio sé que hay una energía que circula entre ellos y que los comunica entre sí. De pronto el baqueano me da un codazo urgente y sin una palabra hace un corto ademán con la cabeza para indicarme una de las personas en el círculo. Yo, comprendiendo la señal titubeo un poco, pero luego me animo y comienzo a acercarme tímidamente a la figura velada y envuelta en una especie de túnica. Entonces la figura, sintiendo mi cercanía, comienza a voltearse provocando en mí una enorme sensación de anticipación. Pero el campanario de la catedral deja de repicar y el silencio pone fin al inminente encuentro. Estoy nuevamente sola y de pie en el paraje de montes nevados. El baqueano se ha retirado sin su paga. Vuelvo a mi cuarto, abro los ojos y agradezco.

# UN DOMINGO

## (primer encuentro)

Desde hace algunos días he comenzado a pedir que se presente mi Guía. Anteayer estando a ojos cerrados creo haber sentido su presencia. Estaba frente a mí. No abrí los ojos, no le vi, pero le sentí y casi pude tocarle. Ayer, casi le he visto. Mi Guía está cerca...

Hoy temprano, en mi cuarto -con un aviso en la puerta del departamento pidiendo no tocar el timbre hasta una hora más, con los teléfonos desconectados y la puerta de mi cuarto entornada para que la gata no maúlle por no poder entrar o salir y, mientras mis hijos aún duermen, me siento a llamar a mi Guía. Después de la experiencia de la Fuerza, espero. En un momento me brota un pedido vehemente, mitad exigencia, mitad broma. ¡Vamos, vamos, vamos... preséntate ya! ¿Hasta cuando me haces esperar?

Se desencadena un sinnúmero de imágenes y de pronto estoy en la capilla del colegio de monjas en Temuco, al frente de la escultura de la virgen rodeada de niños y corderos. El rostro apacible y compasivo de siempre está algo cubierto de un velo marfilado que lleva desde la cabeza hasta los pies descalzos. Debajo del velo veo la túnica blanca recogida en la cintura por un cinto azul celeste. La figura cambia como un calidoscopio y adquiere rasgos étnicos. El borde del velo se torna dorado y le cubre un poco más la cara. Sus ojos que sobresalen del conjunto son de un café oscuro, casi negro, brillantes y llenos de vida; ojos profundamente humanos y a la vez divinos.

Una emoción desconocida mezcla de alborozo, cercanía y franca devoción comienza a tomar forma en mi pecho y me envuelve una especie de espiral que evoluciona y se define. Me siento compasiva, capaz, generosa y sabia frente a mi Guía que se acerca hasta llegar frente a mí. En un gesto de entrega apoyo mi cabeza sobre su hombro y derramo lágrimas serenas y serena ella me envuelve con su velo. La imagen de mi Guía sigue cambiando hasta convertirse en una mixtura de La Mona Lisa y alguna figura mitológica envuelta en una suerte de sari. Mi Guía es la figura femenina en todas sus formas. Es la hermana, la madre, la amante, la amiga, la hija.

No hay palabras entre nosotras, pero sé que ella acepta mi silencioso agradecimiento por haberme escuchado y por haber venido a mí. Al cabo de unos minutos, la imagen de mi Guía comienza a perder consistencia hasta desvanecerse. Permanezco un rato sentada en mi cuarto observando los efectos del suceso en mí conciencia mientras la gata sobre la cama ronronea y dormita hecha un ovillo.

# GUIA Y CABALLOS

(instrucciones para ayudar)

Me encuentro en una hondonada rodeada de montes empinados frente a una manada de caballos. Debe haber ahí más de cien animales, todos muy juntos, mirándome expectantes. Las bestias vibran de energía, se mueven nerviosas y patean la tierra reseca y endurecida. Siento recelo, pero también detecto un sentimiento de afecto que brota en mi pecho. Sé que debo acercarme a los caballos y lo hago, aunque con temor a ser pateada y hasta aplastada por las fuertes bestias tensas. Mientras más me adentro en la manada menos puedo dar pie atrás. Estoy rodeada. Tengo miedo y al mismo tiempo siento euforia y un deseo intenso de entenderme con los hermosos animales. Me detengo en el centro de la compacta manada que comienza a aquietarse. Estiro una mano y palpo tímidamente algunas narices suaves. Luego me animo un poco más y comienzo a cepillar el cuello de un animal. Mi intención es hacer lo mismo con todos aunque comprendo que me tomará mucho tiempo hacer contacto con cada uno. Continúo cepillando a los caballos y vigilo el horizonte intermitentemente pidiendo que se presente mi Guía. Al cabo de un rato diviso su figura que se acerca montada al lomo de un potro. Cuando llega hasta mí se abraza del cuello del animal y se descuelga con un movimiento semicircular, ágil e impecable. El caballo acepta la maniobra con naturalidad y una vez libre de su peso se une tranquilamente a la manada. Yo, admirada, siento un fuerte deseo de poseer esa capacidad de compenetración y de recrear ese contacto armónico. Le pido a mi Guía que me enseñe a comunicarme así para poder realmente ayudar a otros. Ella me mira un momento concentradamente y luego sin palabras comienza a caminar lenta y suave entre los animales, poniéndose una mano en el pecho como si se palpara el corazón, mientras asume una actitud sensible y humilde. Mi Guía mira brevemente en los ojos de cada bestia. Sus miradas son sentidas y discretas, casi tímidas. Cada tanto, palpa levemente sus cuellos o sus frentes. Finalmente saca algo de comer de un morral y lo deposita en el suelo. Se voltea, se aleja discretamente unos metros para que los animales coman sin ser observados. Luego se tiende en la tierra se arrebuja un poco y parece meditar. Observo todo lo que hace mi Guía mientras sigo cepillando a otros caballos. ¡Son animales tan hermosos! ¡Sus bellos cuerpos están tan vivos! Siento que me embarga una profunda alegría por su energía y me encuentro agradeciendo su existencia. Finalmente, cuando los caballos terminan de comer mi Guía se pone de pie. Entonces, se acerca suave y deliberadamente a uno de ellos y pegando su cabeza delicadamente al cuello del animal, con el brazo y el dedo índice extendido le señala un punto en los altos. El animal comprende y entonces ella, con un movimiento rápido y liviano, lo coge del cuello y repitiendo el semicírculo con que antes se desmontó, se sube a su lomo y parten. ¡Qué armonía de movimiento se da entre el animal y ella! ¡Qué hermoso gesto han hecho juntos! Siento exuberancia y certeza. Suelto el cepillo e intentando hacer lo que he visto, reproduzco el gesto y me monto sobre un animal. El caballo me acoge y partimos. Sobre su lomo voy feliz, disfrutando del movimiento y del compás de la marcha. De pronto, el animal de mi Guía comienza a trotar y luego a galopar hacia los montes empinados, escalando hasta casi perderse en la altura. Yo, sobre el lomo de mi potro estoy a punto de unirme a la carrera, pero me hago conciente de la manada que intenta seguirnos sin jinete y decido permanecer con los animales. Salgo de la experiencia comprendiendo que mi Guía me ha instruido en tres cosas. He aprendido sobre la humildad motivada por el respeto, la sensibilidad en el contacto y la acción oportuna y resuelta.

# GUIA Y SERPIENTES

## (un regalo para el camino)

En un campo baldío me cubro la mirada con las manos y llamo a mi Guía. A lo lejos hay una gran roca redonda que tiene una rajadura. Desde allí sale mi Guía con su sari marfilado y la cabeza casi completamente cubierta por el velo. En mi lugar estudio conmovida sus ojos vivaces, su expresión magnánima, su sonrisa enigmática.

Ella se acerca. Trae sobre la cabeza un canasto redondo y cubierto que sujeta con una mano.

-¿Qué llevas?- pregunto cuando llega hasta mi.

-Nada, solo serpientes. Las devuelvo al precipicio donde moran. Acompáñame- añade. La sigo hasta el borde de un precipicio amplio y redondo. Ella pone el canasto en el suelo. Me indica que lo abra. Me agacho y al destapar el canasto, súbitamente, uno de los reptiles asoma la cabeza y me muerde entre el pulgar y el índice. Me espanto.

-¡Ah, siempre hacen eso, pero no es tan grave como parece!- comenta ella en tono casual y tomándome la mano succiona el veneno y lo escupe en la tierra con aire práctico. Luego, volviendo a lo que la ocupa, saca el resto de las víboras del cesto con una mano, todas excepto la que me ha mordido y las pone en la tierra. Las serpientes rodean el abismo y comienzan a descender. Luego, toma el último reptil y arroja el canasto al vacío como quien lanza un bumerang.

-Por si lo necesitan- explica. Luego, se vuelve hacia mí con la serpiente en la mano.

-Esta es tuya. ¡Ahora tienes que domarla!- musita pícaramente. Mi Guía deposita el reptil en el suelo y con una mirada que es mezcla de ceremonia, travesura y afecto, de retira.

Vacilo, pero me decido. Me allego a la serpiente que se ha hecho un rollo tenso, quieto y expectante. Acerco un dedo temeroso y le palpo la cabeza. El reptil se retuerce casi imperceptiblemente con el contacto pero no ataca y siento que comienza a soltar para disfrutar de mi tímido roce. Yo también logro relajarme hasta que pierdo el miedo. Entonces, acaricio aquel cuerpo frío y vibrante y la serpiente en un gesto de entrega se enrolla en mi cintura antes de hacerse invisible. Desde entonces la llevo ceñida a mi cuerpo. En los momentos de duda, de falta de fe o de temor, la palpo y recuerdo mi capacidad de persuasión, de entrega y de adaptación cuando la ocasión lo requiere.

DOS PEDIDOS Y UN OBSEQUIO

# SOS

Guía, ¿por dónde andas? ¡Necesito tu ayuda y rápido! No importa que hoy no te muestres pero al menos déjame sentirte cerca... La verdad es que, dadas las circunstancias, es mejor que no te muestres con tu sari flameante, tu velo, los canastos y todo lo demás. Es decir, si decides mostrarte sería mejor, claro, pero trata de venir vestida de hombre y con un balde de agua por si me... Bueno, es un poco complicado. Cómo te lo explico... OK. Mira, no me preguntes cómo, pero el asunto es que me encuentro en un ring de box enfrentándome a un pugilista. Me invitaron a las peleas y parece que me entusiasmé demasiado. Se me hizo tan fácil aceptar el desafío cuando salió este tipo diciendo que aceptaba retos de los espectadores... En un dos por tres ya me estaba subiendo al ring, muy presta, dando saltitos ágiles por aquí y por allá y lanzando golpes al aire con mi bata de seda brillante con el slogan *Que por mí pase el Camino*. Después de algunas cabriolas más me fui a mi esquina y me quité la bata para exhibir mi musculatura mientras esperaba el comienzo del match. Me sentía llena de confianza y no me di la molestia de mirar a mi contendor, sentado en su esquina, rodeado de su comitiva y su entrenador, mirándome con ojillos socarrones. Sonó el gong, comenzó el primer round y me paré de un salto a enfrentar a mi oponente y... no hablemos del primer round. Ya íbamos en el segundo cuando al esquivar un golpe me fijé en la bata del boxeador, allá abajo sobre su silla, con una sola palabra en la espalda: *Yo*. Esto me desconcentró. Qué es eso de *Yo*, pensé y, justo ahí, me llegó un derechazo que me dejó girando como un trompo. ¡Ay, Guía! Bueno, al menos procuré parar con una pirueta bastante elegante aparentando que tenía todo bajo control y logré recuperar el equilibrio. Afortunadamente, en eso se acabó el round y pude ir a sentarme a mi esquina. Recién ahí me di cuenta de que no tengo entrenador ni comitiva, Guía. Lo peor es que ahora me fijo que tampoco hay árbitro. Abreviemos. La verdad es que después de tres rounds lo que está pasando por mí no es el Camino, sino que más bien una aplanadora y te necesito. Otra cosa, confío que entre tus habilidades esté la de entrenadora de box, porque la verdad es que... ¡Uy, apúrate Guía que ya comienza el cuarto round!

# LA CUESTION DE LA MUERTE

Durante mi trabajo con la Fuerza llega el momento del pedido. Recuerdo a todos aquellos que han partido y que están partiendo. Aunque percibo en mí un cierto pesar les aseguro que quienes aquí quedamos sabremos aceptar su partida. Les digo que desde aquí los alentaremos y les dedicaremos nuestros mejores sentimientos. Concluyo que pueden dejarnos sin aprehensiones para orientarse hacia la nueva fase de su vida. Pido por su inmortalidad.

El campanario marca la hora.

Camino por la vereda del frente de mi edificio que bordea la antigua catedral gótica construida sobre las rocas. Voy examinando el cerco de madera tapizado de afiches taquilleros que se ha debido levantar para contener grandes piedras que se han derrumbado. La calle está vacía y sumida en un silencio preñado.

Doy vuelta la esquina y entro al recinto de la catedral por los jardines. Tres pavos reales que allí habitan salen a mi encuentro y me siguen a cierta distancia. Camino lentamente hasta el jardín de las cuatro esquinas y allí me siento en una banca debajo del techito, de cara a la entrada.

Pido que se presente mi Guía y ella lo hace. Como en otras oportunidades, llega flotando a varios centímetros del suelo y se acerca hasta mí con el familiar cesto que deposita a mis pies. Ya habituada al ritual abro el canasto y saco la serpiente que se enrolla en mi cintura. Salimos a caminar. Sigo a mi Guía por un sendero desconocido para mí, angosto y apegado a la estructura de la catedral. Rodeamos la alta edificación y a la vuelta de una esquina se nos presentan amplios jardines que continúan en el parque de la avenida adyacente pareciendo interminables. Pero no son los hermosos jardines ni el parque adonde vamos. En el sólido muro hay una puerta de piedra que mi Guía abre con una vieja llave. La claridad del día apenas entra en la bóveda sin ventanas. Palpo la serpiente ceñida a mi cintura mientras sigo a tientas a mi Guía que baja una larga escalera sin vacilar. Para sentirme aun más protegida me prendo de una punta de su velo como lo he hecho otras veces. Calculo que estamos al centro de la bóveda subterránea cuando súbitamente el espacio se ilumina revelando una cúpula. Comprendo que estamos en un domo debajo de la cúpula de la catedral y veo que al centro de él, suspendidas y sin perder unidad, hay llamas que parecen girar formando una esfera. Mirando aquella visión que me deslumbra recuerdo nuevamente a todos los que parten. Le pido a mi Guía que no mueran, que nunca mueran; le pido que nunca muramos. "Pídetelo a ti," me responde ella suavemente mientras retoma la marcha. Avanzamos hacia una plataforma donde la anciana que reconozco está tendida invernando, o muriendo. Con mis acostumbrados afanes me acerco y entro en el cuerpo de la vieja, intentando reanimarla. La anciana no reacciona. Miro a mi Guía esperando aliento pero ella simplemente continúa la marcha. Después de un corto titubeo la sigo. Ahora desembocamos en una recámara en la de una torre donde yace sobre la cama la joven Rapunzel que también dormita o muere. Nuevamente me apresuro alarmada a tratar de sacar aquel cuerpo del sopor pero la joven, tal como la anciana, no responde y se desdibuja.

Mi Guía que ha observado mis desesperados intentos y mi reacción ante el fracaso hace una pausa para comentar que debo dejar a esas dos morir, si así lo desean. Comprendo que siento fuerte apego por aquellas mujeres y reconozco que pienso que con su muerte tengo algo que perder. Busco empatía en mi Guía pero su mirada es certera, serena e imperturbable. Abandono a la anciana y a la joven después de darles una última mirada. Subo detrás de mi Guía una empinada escalera que nos saca de la gran cúpula oscura al aire libre donde somos acariciadas por el aire y la luz del día. De pronto, por algún motivo despego y vuelo hecha un halcón que describe amplios círculos sobre el recinto de la catedral. Abajo, mi Guía ha entrado a una rosaleda y está podando. Con cada corte que hace salen más botones de rosa que florecen y se multiplican hasta desaparecer ella entre las flores. Al fin vuelo hasta mi edificio y entro a mi cuarto por la ventana para concluir la experiencia.

# LUCIDEZ

En Chinatown, Nueva York, son las 2:05 de la tarde de un día lunes. La temperatura es de 94 grados farenheit con un 70 por ciento de humedad. En 15 minutos debo estar de vuelta en el trabajo a pocas cuadras de allí, pero antes, un par de compañeros y yo nos paramos afuera del restaurante donde acabamos de almorzar a fumar un cigarrillo y a charlar un poco más. En algún momento me distraigo de la conversación y mis ojos se posan en el menú colgado en la vitrina del local. Me sorprende notar -aunque he estado pensando en hacer una cita con el oculista para que me cambie los anteojos- que puedo leer el menú perfectamente. Me quito los anteojos y sigo leyendo el menú con igual facilidad. ¡Mi vista ha recuperado toda su potencia! Pero no, siento que es más que eso lo que ocurre. Mis compañeros de trabajo siguen conversando y fumando cuando me volteo para mirar la calle y me deslumbro. ¡Todo es tan nítido! Cada persona que pasa, cada fruta y flor, el verdulero y la anciana que hablan en cantonés. Cada figura está tan bien definida, es tan única -como si hubiera sido recortada y superpuesta en el paisaje de la calle. Pero es más que eso. Cada persona que miro es "transparente", puedo ver el soplo de vida que la alienta, puedo sentir su humanidad y puedo "palpar" su alma. La distancia no importa, mis ojos se van hasta el final de la cuadra, siguen por la próxima hasta llegar al final de la calle sin que cambie mi percepción. Es más, mientras más lejos miro más veo. Siento el flamear de las banderitas plateadas que ornamentan los postes de luz, detrás de mí y adelante de mí. Los edificios respiran, los autos pasan impecablemente. Todo marcha de acuerdo a si mismo y todo es la misma cosa. Es decir, cada elemento es una unidad íntegra que a su vez está interconectada con el resto. Es un concierto inspirado lo que presencio, un concierto en que cada elemento es parte imprescindible de la melodía, el plan mayor. Comprendo con suave regocijo. La corriente de la vida que está en todo y que es inquebrantable, es el plan. No hay temperatura, no hay tiempo, no hay principio ni hay fin. Me surge un profundo agradecimiento por este momento de lucidez.

Mis compañeros ya han terminado su cigarrillo y volvemos al trabajo. Paso a paso las cosas van cambiando hasta volver a la "normalidad."

POSTURAS MENTALES

# TRADUCCION DE UN CLIMA

Es muy de noche. En medio del campo desolado... no, baldío... ¡Aja! En medio de un lúgubre campo, desolado y baldío estoy yo, una avecilla desplumada, mojada y desprotegida. ¡Hmmm...! Es muy de noche. En medio de un lúgubre campo –desolado y baldío– estoy yo, una avecilla mojada y desprotegida... Mejor así, porque desplumada y mojada sería demasiado; se podría pensar que soy un pollo listo para la olla.

Muy bien. Ahí estoy yo, sola, bajo las pesadas nubes de plomo que se revuelven debatiendo cómo atacarme mejor... Pero, se sabe que el plomo es pesado así que... ¡Mmm! Bien, ahí estoy yo, sola, bajo las nubes de plomo... No. No puede ser, no hay nubes de plomo, no importa cuánta licencia poética me tome.

Vamos a ver. Es muy de noche. En medio de un lúgubre campo – desolado y baldío– estoy yo, una pobre avecilla mojada y desprotegida. Ahí estoy, sola, bajo las grises nubes que se revuelven debatiendo cómo atacarme mejor. Ay, pero yo quería que las nubes fueran pesadas...

Veamos. Es muy de noche. En medio de un lúgubre campo – desolado y baldío– estoy yo, una pobre avecilla mojada y desprotegida. Estoy sola, bajo las pesadas nubes grises que se revuelven debatiendo cómo atacarme mejor... No está mal. Pero, ¿será que las nubes realmente debaten y atacan? ¡Ya lo tengo! Es muy de noche. En medio de un lúgubre campo –desolado y baldío- estoy yo, una pobre avecilla mojada y desprotegida... ¡Aja!... bajo la tormenta de lluvia y truenos (claro, por eso estoy mojada). Pero no, bajo la tormenta de lluvia y truenos es demasiado, bajo la tormenta es suficiente. Sigamos, ahí estoy sola bajo las pesadas nubes grises, que... Parece que voy a tener que sacrificar las nubes grises. Se supone que si hay tormenta también hay nubes grises.

Bien. Es una noche negra. En medio de un lúgubre campo –desolado y baldío- estoy yo, una pobre avecilla mojada y desprotegida bajo la tormenta. Los rayos me hacen corretear por todos lados tratando de... No, no me gusta.

A ver. Es una noche negra. En medio de un lúgubre campo –desolado y baldío- estoy yo, una pobre avecilla mojada y desprotegida bajo la tormenta. A lo lejos, se ven rayos que caen aniquilando la tierra. Eso me gusta... rayos aniquilando la tierra. ¡Un momento! Si es una noche negra no se ve nada, no se puede ver que soy un pobre pájaro desnudo (no, desnudo no, mojado) en la mitad del campo. El atardecer es mejor.

Aquí va. Es el atardecer. En medio de un lúgubre campo –desolado y baldío- estoy yo, una pobre avecilla mojada y desprotegida bajo la tormenta. A lo lejos, hay rayos que caen aniquilando la tierra y se acercan. Pero yo, que estoy amarrada a una estaca, no puedo huir. Claro, ahí está mejor; se ve dónde estoy y evito el correteo.

Muy bien. Es el atardecer. En medio de un lúgubre campo –desolado y baldío- estoy yo, una pobre avecilla mojada y desprotegida bajo la tormenta. A lo lejos, hay rayos que caen aniquilando la tierra y que se acercan. Pero yo, que estoy amarrada a una estaca, no puedo huir. ¡Hmmm...! ¿Cómo amarra uno una avecilla a una estaca? A un elefante, tal vez, pero a un pollo... Veamos. Desde lejos, se acercan rayos que aniquilan la tierra, pero yo que estoy sujeta a una estaca, no puedo huir.... Así está mejor.

Esto está casi listo. Es el atardecer. En medio de un lúgubre campo –desolado y baldío- estoy yo, una pobre avecilla mojada y desprotegida bajo la tormenta. Desde lejos, se acercan rayos aniquilando la tierra, pero yo que estoy sujeta a una estaca no puedo huir... No, mejor decir que los rayos vienen desde cierta distancia, para no esperar tanto hasta que lleguen.

Es el atardecer. En medio de un lúgubre campo –desolado y baldío- estoy yo, una pobre avecilla mojada y desprotegida bajo la intensa tormenta. Bueno, se sabe que las tormentas son intensas. Desde cierta distancia se acercan rayos aniquilando la tierra, pero estoy sujeta a una estaca y no puedo huir del inminente peligro... Un momento, creo que se dice desolador y no desolado, además se me hace que lúgubre, desolador y baldío es medio redundante... ¡Si prácticamente significan lo mismo!

Vamos a ver. Es el atardecer. En medio de un lúgubre campo baldío estoy yo (bueno, si digo estoy, se sabe que soy yo). Es el atardecer. En medio de un lúgubre campo baldío estoy... No, no resulta.

¡Ayayay! Es el atardecer. Soy una pobre avecilla mojada y desprotegida de la tormenta en medio de un lúgubre campo baldío. Desde alguna distancia se acercan rayos aniquilando la tierra, pero estoy sujeta a una estaca... Pero, ¿cómo estoy sujeta? Yo creo que encadenada. Pero encadenada es lo mismo que amarrada y las avecillas tienen unas patas tan finas que... Bueno, vamos a ver.

¡Joder! ¡Es el atardecer! Soy un estúpido pájaro solitario, mojado, en medio del campo bajo la tormenta. Para más remate, se acerca un montón de rayos que viene haciendo de las suyas pero yo, como de costumbre, no me puedo librar de la maldita tragedia porque resulta que estoy fija a una estúpida estaca. No, estoy fija a un poste... Eso, estoy fija un poste altísimo en el medio del campo baldío (esa imagen está muy buena). No, todavía creo que es mejor decir que estoy encadenada. Pero, ¿estaré encadenada de una pata o del cogote? Ay, yo creo que del cogote, porque sigo creyendo que las avecillas pueden sacar la pata y escaparse... Y la verdad es que es un poco desproporcionado encadenar una avecilla a un inmenso poste. Tal vez el poste no deba ser muy alto... No mejor vuelvo a la estaca. Bueno, el asunto es que voy a morir y a nadie le va a importar un comino... ¡Ni se van a enterar! Claro, si no hay nadie alrededor... Típico, estoy a punto de que me parta un rayo y va a ser como el acertijo en que, si en un bosque cae un árbol y no hay nadie para verlo, ¿hará ruido? Mejor dejo esto para otro día...

*Mi aspiración es ceder*
*que por mí pase el camino.*

*He de navegar*
*la marea creciente*
*adaptarme a cada ola aspiro.*

*Sé que debo ir despierta*
*sin perder el norte*
*sin resistir.*

*Ligera debo ir*
*desvestida de pesar*
*y anclado remordimiento.*

*El mundo se acerca al cambio.*
*Voy con el mundo.*

DEL PAISAJE INTERNO

# EL INTRA CUERPO

## (descenso, ascenso y el pasaje de la fuerza)

Estoy tanto adentro como afuera. Me encuentro entre columnas blancas que se yerguen, ofreciendo una perspectiva inusual y conectando un suelo de color azul eléctrico -suave, fresco, liso y pulido- con un cielo de atardecer intensamente rosado. Allí, entre los altos pilares diviso a mi Guía que corretea, baila y juega dejando a su paso una estela dorada que me invita a seguirla. Yo, contagiada, también bailo y hago cabriolas hasta que estamos frente a frente. Miro su rostro de ojos fuertes y sonrisa suave y misteriosa, mientras su cuerpo se agiganta y el mío se achica hasta que soy un duendecillo. Mi Guía se inclina y pone su mano abierta en el suelo. Me subo de un brinco a la palma de su mano y ella se pone la mano frente a los ojos. Impulsivamente salto y entro por esa mirada magnífica adentro de su cabeza. De inmediato me desorienta la inmensidad de aquel espacio. Me sobreviene un temor a la soledad y a encontrar algo allí que no sepa afrontar. Ella nota mi desazón y me aconseja que permanezca un rato en la cabeza -que baile me dice- para acostumbrarme al espacio. Bailo, pero estoy conciente del agujero de la garganta, allá abajo, al fondo -un túnel por el que sé que debo bajar. Con cierta angustia comienzo el descenso. Sé que me alejo de todo. Me embarga el llanto y el temor a perderme y nunca volver de este recorrido laborioso, sin embargo una incipiente certeza de que sabré discernir y hacer las cosas bien me impulsa a seguir. Finalmente llego a la cavidad pectoral donde el corazón, que parece independiente del resto, me deslumbra con su fuerza y compás de su pulsar. Pero debo seguir. Desciendo hasta el estómago que se ha soltado y se ha expandido; es un espacio amplio en el que el tiempo pasa lentamente e incita a reposar. Cada lugar al que llego me invita a permanecer, pero continúo mi descenso en busca de aquel lugar donde sospecho que no saber qué hacer... Llego al final del tronco. El lugar es una especie de laguna de lava calma. Entre mí y la laguna se interpone, sobre un pedestal, un tiesto colmado de brasas al rojo vivo. Humilde, entregada y llorando no sé por qué, me paro a cierta distancia a dejar que el fuego haga su efecto en mí. En algún momento comienza a brotar una fe que me da entereza. Entonces, rodeo el tiesto caminando hasta el borde de la laguna y unto el dedo del corazón en la lava. Me poso el dedo en el centro de la frente. La energía me despierta. Ahora, cada vez más alentada me desnudo. Unto ambas manos y empapo mi cuerpo con el líquido anaranjado que no quema sino que me purifica hasta dejarme vacía. Así comienzo a ascender, me elevo, escalando por las entrañas, asiéndome con todo mi cuerpo al subir. Trepo con vigor. Me abrazo al corazón, esa suerte de esfera tibia y palpitante. Sigo subiendo. Llego a la garganta por la que navego como pez en contra de la corriente hasta llegar nuevamente a la cavidad de la cabeza. Allí, hago un bailecito breve pero por pura formalidad ya que ahora mi interés está en el ascenso. Miro hacia arriba. En lo más alto hay una apertura. Escalo y llego a un espacio abierto que parece infinito en dimensiones. Un cielo de un amarillo marfilado me rodea, yo lo observo sentada en la coronilla de mi Guía. Con placidez arqueo el cuerpo hacia atrás. Todo es luz. Me digo que aquí quiero volver, que aquí quiero quedarme para siempre... pero lo cierto es que después de un rato vuelvo a entrar a la cabeza y me asomo al mundo por los ojos de mi Guía. Miro hacia abajo y veo su torso, sus manos posadas sobre las rodillas, las piernas cruzadas en la posición del loto sobre el suelo azul. Ella, sabiendo que he vuelto de mi recorrido, sube una palma extendida hasta los ojos para recibirme. Yo salto allí y me deposita en el piso donde recuperamos nuestro tamaño. Sin que hayamos cruzado una palabra mi Guía comienza a retroceder, luego gira y se aleja con su bailecito hasta desaparecer entre las albas columnas.

# EL CUARTO INTERNO

## (un descubrimiento)

Como quien se quita los zapatos a la entrada de su casa procuro dejar atrás todo sentimiento o sensación que me impida sentirme cómoda y reconfortada en el recorrido para el que me preparo. Procedo al trabajo de la Fuerza como si estuviera en mi hogar, disfrutándolo, recorriéndolo con una suave sensación de protección y de intimidad. La Fuerza no se hace esperar. Se manifiesta como un realce de sentimientos y emociones, es serena y a la vez intensa, una sensación de amplitud, de tener mucho por cubrir en este espacio; en mi hogar que es también mi intra-cuerpo. Fluyen lágrimas pero fluyen sin congoja. Yo les presto poca atención.

Hago la experiencia guiada de ascenso todavía bajo el efecto del pasaje de la Fuerza. En la experiencia vuelvo a "la casa", desde donde me aboco al recorrido completo. Ya de regreso paso por un cuarto semiabierto que no he visto antes y al que deseo entrar, pero decido no desviarme de la experiencia y la completo hasta terminar en la calle. Ahora, vuelvo a la casa y subo hasta el cuarto. El aposento, ni grande ni pequeño, está vacío y tiene una ventana de buen tamaño en la pared opuesta a la entrada por donde entra la luz cálida y apacible de las tres o cuatro de la tarde. Me acerco a la ventana y veo que da a un patio trasero en que crecen plantas silvestres. Hay un claro en el centro e inmediatamente a la derecha se extiende un bosque espeso. Se me hace patente que éste es "mi cuarto", mi cuarto interno. Poco a poco iré configurando este espacio, pienso con la sensación de haber hecho un importante descubrimiento. Por ahora solo le agrego una cama y me presto a salir, pero hago algo más. Desde el principio he estado conciente de que en la pared de la entrada, hacia la izquierda, hay algo. Finalmente miro hacia ese punto y veo lo que parece ser un clóset con la puerta entornada. Empujo la puerta y examino sin entrar el espacio que está vacío. Veo que en la pared del fondo hay un panel de piezas rectangulares, y noto, que la de más abajo no llega completamente hasta el piso. Se trata de una compuerta. Entro al clóset, la abro y compruebo que es la entrada a un túnel. Pienso entrar, pero reconozco que estoy fatigada y comprendo que he hecho suficiente por hoy. He de volver otro día y muchos días a este cuarto, tal vez acompañada de mi Guía. Entraré al túnel escondido en el clóset y también bajaré al patio para internarme en el denso bosque. He llegado a un lugar a la vez apacible y llamativo, un lugar suspendido en el espacio y en el tiempo. Este es mi hogar interno, el lugar de partida hacia todos los puntos.

# UNA RESISTENCIA

## (segunda visita)

Procuro que toda sensación y emoción se vaya acallando y que llegué el silencio. En el espacio interno llamo a mi Guía. Rápidamente me veo en mi "cuarto", aquel lugar de tiempo indefinido. En ese espacio remoto, me siento en la cama mirando hacia el clóset. De ahí sale mi Guía envuelta en su sari y flotando a algunos centímetros del suelo hasta quedar frente a mí. Experimento una sensación de urgencia mientras le explico que quiero aclararme quién soy y cuáles son las condiciones con las que cuento para avanzar en mi búsqueda. ¿Cuál es mi norte? ¿Cómo reconozco la senda que lleva hasta el fin del sufrimiento? ¡Quiero entrar al clóset para encontrar respuestas! Le digo.

La Guía me mira un largo instante mientras me estrecha las manos como si tanteara mi pulso, luego gira y entra al clóset vacío. La sigo. Entramos por la pequeña compuerta del fondo al espacio angosto y bajo. Nos internamos por un túnel recto que luego se torna sinuoso. Todo está oscuro. Comienzo a sentir temor y lo digo. Mi Guía responde ofreciéndome la punta de su velo, del que me prendo para seguir caminando. Aparecen murciélagos, ratas y otras alimañas como en otras oportunidades y miro atrás en busca de la salida pero apenas diviso un filo de luz. Vuelvo a expresar que tengo miedo. Ella, sin detener la marcha dice que eso es parte del trayecto, que en realidad aquí estoy segura, pero me hace una concesión: me cubre con su

123

manto haciéndome invisible. Finalmente llegamos a un fondo muy iluminado, una especie de antecámara, detrás de las paredes, o entre las paredes de otro lugar. Casi no cabemos en ese espacio que es brillante, rectangular y estrecho. Busco una salida y descubro una ancha puerta que me apuro en abrir pero por poco no caigo a un oscuro abismo, apenas chispeado de pequeñas estrellas titilantes. En cuanto me recobro de la fuerte impresión mi Guía anuncia que debemos descender en la oscuridad. Yo alego que me voy a perder, que voy a perder todo lo que tengo o tal vez muera. Pero veo que mis argumentos no la convencen y comprendo que debo seguir. Aún así, no creo ser capaz de saltar al abismo, entonces ella me señala una escalera de cordel que cuelga del borde del umbral hacia el vacío. Ella dice que me esperará abajo y desaparece. Me sumerjo en la oscuridad y bajo hasta topar fondo, con lo que todo súbitamente se torna azul brillante e intenso. Mi Guía que ha estado esperándome se acerca a mí y se para a mis espaldas. Frente a nosotras hay muchas puertas y anuncio que quiero abrirlas para ver que hay dentro. Repito que quiero respuestas a mis interrogantes. "No seas impaciente", me responde la Guía. "No te apresures. Las cosas no son así, abriendo puertas al azar para ver a dónde te llevarán. Es al revés: debes saber qué hay detrás de cada puerta antes de elegir cuál has de abrir." Me siento confundida, dudo de mi capacidad de discernir y de decidir. Dudo de mi juicio y para colmo me viene un dolor al vientre que se intensifica rápidamente. Me palpo arriba del ombligo y siento algo duro que late notoriamente. El dolor comienza a distraerme y arrastrarme hacia la vigilia. Al principio pienso que debo superar lo que claramente es una resistencia pero el dolor se hace cada vez más fuerte. Me faltan fuerzas para avanzar. Toda mi energía parece irse a mi vientre hasta que tengo que decir que es mejor que continuemos otro día. Hacemos el recorrido de regreso al closet y a "mi cuarto". Nos sentamos en el suelo frente a frente. La Guía me toma las manos y me mira atentamente, requiriendo mi atención. Siento que ella entra por mis manos al tiempo que el dolor disminuye hasta desaparecer y es reemplazado por un instante magnífico en que puedo sentir el exquisito nivel de conciencia de mi Guía, como si fuera mío. Luego, cuan mago prestidigitador, ella hace aparecer una esfera cristalina que gira en lo alto en constante transformación y con movimientos "sentidos" comienza a descender hasta entrar en mi pecho. La suave quietud de la Paz se manifiesta en círculos centrípetos en mí. La liviana tibieza de la Alegría, con círculos verticales y expansivos. Y la Fuerza, aquella unidad de energía, se proyecta en círculos centrífugos que se expanden hasta salir de los límites de mi cuerpo. Ahora veo. Todo está en mí, las preguntas y las respuestas están en mí. Es innecesario desesperar.

# PARENTESIS EN EL CAMINO

¿Fue ayer que te vi en la calle?
Sí me pareció verte en la calle.

Ibamos todos.
Urgentes
serios
responsables
un ejército matutino de empleados descansados
con los minutos contados y los dientes cepillados.

Ibamos al trabajo.

Turistas y vagabundos nos abrían camino
llenábamos las calles
desbordábamos los vagones
los semáforos nos obedecían.
Recién bañados
peinados
algunos pintados.

Y me parece que te vi.
Caminabas adelante de mí al compás de los demás
¿cuánto ganarás?
¿quién te querrá?
De espaldas no parecías lo que eres
tu monstruosidad no se mostraba.
Te veías como todos
te veías como yo.

Y seguimos por la calle.

Tomamos la curva a buena velocidad
a paso contundente.
Ibamos con energías
la mirada al frente concentrada
selectiva.

Sucedió entonces
que al completar la curva
nos encontramos
con la pantalla gigante suspendida
la que televisa el mundo para divertir a los turistas.

Hacia ella íbamos y en la pantalla veníamos.
Dos ríos de oficinistas
marchando inexorablemente hacia el otro
destinados a no rozarse.

¿Llevábamos un aire cómico?
Creo que sí
un aire de rebaño sincronizado que se cree libre.
Dos rebaños de clones.

Te busqué en la pantalla
¡todos parecidos todos distintos!
Pero allí estabas.
Te miré de frente
más ¿eras tú o yo a quién miraba?

Un segundo más y no estabas
la imagen gigante de otras regiones nos reemplazaba.
Otros turistas

*otros vagabundos y oficinistas*
*otros refugiados y mensajeros.*
*Y el símbolo del dinero.*

*¿Fue ayer que te vi en la calle o fue mañana?*

# LA CUESTION DEL ENEMIGO

## (asuntos pendientes)

Salgo a buscar a mi Guía en la bóveda de mi mente. En la pantalla interna aparecen las altas gradas de la Biblioteca Pública de Nueva York. Me ubico de frente a la entrada, a los pies de los escalones entre los grandes leones que montan guardia sobre pedestales. El tráfico, la gente, el ruido y el estímulo de la Quinta Avenida quedan a mis espaldas.

Siento un soplido de angustia al invocar a mi Guía y fijo mis ojos vigilantes en el portal de la biblioteca, por donde entran y salen hombres y mujeres de todos tamaños y razas. De pronto noto que por las puertas salen grupos de lo que parecen ser reporteros o guardaespaldas, rodeando a personas que no veo. Todos comienzan a bajar las escalinatas y los grupos empiezan a dispersarse. Mi ojo alerta sospecha que al centro de uno de los grupos viene oculta mi Guía. ¿Es que no quiere verme? Ya comienzo a subir las escaleras zigzagueando, tratando de decidir hacia cual grupo dirigirme, cuando por las puertas sale otra figura que comienza a bajar discretamente los peldaños por un costado. ¡Yo conozco ese caminar! ¡Yo conozco esa túnica y velo! ¡Ahí va mi Guía! Corro escaleras arriba a su encuentro con el corazón hecho un galopar. La alcanzo y me detengo a dos escalones de distancia de ella. Sintiendo aprehensión y con los ojos llenos de lágrimas la saludo. Ella observa mi estado en silencio y a mi pregunta de por qué escapaba, contesta solo con una encogida de hombros que creo haber visto antes. Todo ocurre rápido. Por el portal de la biblioteca veo salir a mi enemigo que intenta doblar una esquina para desaparecer. Miro a mi Guía con desconcierto y luego llamo al villano con un grito retador mientras que en el vientre se me forma un nudo que me hostiga. Mi enemigo para en seco y duda pero al fin se dirige a mí vacilante. Todavía estoy confundida y miro a mi Guía llena de interrogantes. Ella, nuevamente se encoge de hombros y se desplaza hacia la izquierda hasta que queda fuera de mi campo de visión. Ahora recuerdo. ¡Ese es el gesto que antes he visto en mi enemigo! Se ha comenzado a juntar gente a nuestro alrededor atraída por la curiosidad. Entonces, envalentonada, despechada, con voz atronadora, acuso a mi enemigo de ladrón. Me dirijo a la gente y le explico que este es un ratero, que se ha aprovechado de mi ausencia o de mi distracción en el nido para robarme los huevos. A penas puedo hablar. Las palabras me salen no sé de donde. Me salen atropelladas, desarticuladas y hasta se me antojan ridículas. Me visualizo, distraída, empollando mis huevos, mientras mi enemigo va metiendo la mano imperceptiblemente y me los va quitando uno por uno. La imagen es medio cómica y casi me río, pero la rabia es más fuerte y vuelvo a arremeter. Estoy furiosa, indignada, furiosa. Sigo gritando. ¡Este ladrón ahora está intentando robarme al Guía! Sin saber que más decir, levanto la mano y le doy una, dos, tres, cuatro, cinco bofetadas con la mano en que llevo mi anillo de plata grabado con las palabras Paz, Fuerza y Alegría. Con los golpes el anillo se me incrusta en el dedo y el dolor que me produce me parece agridulce. Algo comienza a cambiar. Se me ocurre que esto es una comedia tragicómica que divierte a la gente más que las piruetas de los acróbatas, o los trucos de los ilusionistas que se reúnen para actuar en las escalinatas. Siento que voy quedándome vacía, que me alivianо y por último que comienzo a recuperar la coherencia. Miro a mi enemigo humillado en el suelo. Sintiendo una compasión incipiente le vuelvo a hablar. De nuevo brota en mi mente la imagen del nido con el pájaro incauto que me distrae y le pregunto por qué no pone sus propios huevos. El no me responde más que con una encogida de hombros. Agrego que cuando ponga sus propios huevos y los empolle, va a crecer en experiencia. La gente asiente. Añado que hay pasos a seguir, que no es bueno saltarlos y tratar de tomarse los cielos por asalto. Mi enemigo me escucha en silencio. Le digo que tampoco es bueno acoplarse a las pisadas de otros."¡Vamos arando dijo la mosca!" grita alguien entusiasmado con mis palabras.

La gente ríe. De pronto mi enemigo también ríe y ante mi sorpresa, en un impulso impensado, lo ayudo a ponerse de pie y le beso las mejillas. La gente aplaude satisfecha y pronto comienza a interesarse en otras cosas y a dispersarse. Yo también decido retirarme sintiendo que en el futuro he de mantener mi atención en lo que realmente necesito y en mi propio trabajo. Sé que volveré a confiar en la gente una y otra vez, pase lo que pase, total, siempre puedo poner más huevos...

## LA ENTREVISTA

### (necesidad de reconciliación)

En pocas horas he de aterrizar y mis sentidos se exaltarán, lo sé. Mis emociones se pondrán a flor de piel y comenzaré a contar las horas hasta llegar al sur áspero y agreste, allí donde mi niñez terminó. Pero no puedo ir ahí de inmediato, primero debo aclimatarme y sentirme de vuelta en Sudamérica. He de recorrer la capital donde nací y crecí, luego partiré al sur.

Por la ventana de mis recuerdos de niña pasa la parada militar que mi madre me llevaba a ver el día de las fuerzas armadas. Ese día nos levantábamos temprano a preparar un cocaví y partíamos con mucha anticipación para encontrar un lugar disponible en la vereda, ojala a la sombra. Ahí nos instalábamos a mirar a las vendedoras de pescado frito y a la gente que se iba amontonando a esperar el desfile de los uniformados. La espera de horas era recompensada con creces cuando a lo lejos comenzábamos a sentir los sones marciales y el eco de las botas de los soldados sobre el asfalto. ¡Y allí venían! Esos hombres nobles y valientes que protegían a la patria nos hacían regocijar. Los miles de soldados marchaban frente a nosotros con precisión, con fuerza y brío. Venían vestidos de uniforme de gala. Algunos iban de azul de Prusia, penacho de crin blanca o roja y sable envainado. Otros cargaban mochila y cantimplora, desfilando con perros pomeranos tan blancos como la nieve de su regimiento andino. El espectáculo llegaba a un clímax cada vez que los soldados, al compás de la banda que los precedía, cantaban el himno de su regimiento con voz honda y sentida mientras marchaban levantando las piernas a la altura de la cadera para luego dejarlas caer sobre el pavimento con sordo estruendo. Como al resto de los espectadores, el ruido, los sones marciales, la polvareda y el olor a fritura me remecían las entrañas y me traían ebria de emoción. Esa noche llegaba a la casa terrosa, agitada y a mi madre le costaba trabajo hacerme dormir.

Aterriza el avión en el aeropuerto diminuto que me pareció grande cuando partí de aquí hacen años. Sí, todo es más pequeño aquí pero aun me impactan los tonos de voz, los olores que reconozco, las facciones de la gente, las miradas. El tacto del suelo no ha cambiado. ¡Todo es tan familiar! Más, a medida que camino por el aeropuerto voy notando cosas que han surgido en mi ausencia. Esa gente que pasa por mi lado, orgullosa, sensible y cercana, pero también desconocida y capaz de tanta crueldad, se convierte en algo casi sólido en mi interior, como una piedra que pesa e inmoviliza. ¡Todo ha cambiado y todo sigue igual! Siento miedo. ¿No será descabellado el propósito de mi viaje? Me embarga la duda y me siento vulnerable frente a la gente con que nací y crecí. Siento que ya no los conozco. ¡No me hieran de nuevo, no! casi musito mientras camino hacia policía internacional. Tal vez deba dejar todo de lado, no quiero exponerme. ¡Pero no! ¡Cómo me voy a dejar vencer de buenas a primeras! ¿Acaso se me olvida que vengo llegando de un lugar que muchos de ellos, enfermos de soledad, abandonarían en poco tiempo? Todo es más chico aquí, el aeropuerto, los vehículos, la gente. Me paro en la cola de policía internacional. Cuando llega mi turno el funcionario me pide el pasaporte y después de examinarlo y timbrarlo me lo devuelve con una mirada entre socarrona y envidiosa. ¡Eso es lo que ha cambiado! Ahora quieren ser como los del norte, pienso, pero yo al norte lo conozco. El norte ya es casi mío. Paso por aduanas y desemboco en la sala de espera llena de gente que observa sin disimular su curiosidad a los pasajeros que procedemos de Nueva York.

Llevo tres días deambulando por este paisaje urbano. Se ve limpia la capital pero está irreconocible. Ha crecido como una ameba informe donde todo me es conocido y a la vez inquietantemente nuevo. Hay muchas luces, muchísimas, debajo de monumentos lustrosos rodeados de fuentes con sendos chorros de agua. No veo rastros de lo que pasó o apenas uno que otro, en la comisura de algunos labios, en la forma en que alguien se saca el pañuelo del bolsillo, o en algún tono de voz que esconde un pavor vivido. Pero, ¿qué digo? ¡Claro que hay cambios! Está, por ejemplo la respuesta calculadamente casual, la tendencia a la introspección, el incipiente mal humor, la mirada huidiza o reconcentrada.

Todo sigue igual. Voy a una fuente de soda que de adolescente frecuentaba con mis amigos. La mesera que lleva el delantal y toca de siempre me trae un sándwich idéntico al de mis recuerdos, capaz de transportarme con el primer bocado a esos días en que descubría nuevos placeres y me embelesaba con la sensación de estar viva. Me pregunto qué añoro de esos días, ¿será la intensidad de sentimientos y sensaciones? ¿Será la energía que entonces tenía? ¡Ahora voy a necesitar esa energía!


¡Una sola cosa más y parto al sur! Parto a mirar el edificio en que crecí y que era el más alto de los alrededores. Me bajo del metro en la estación indicada, salgo a la calle y me desoriento instantáneamente. Todo es nuevo. Pensando que me he equivocado de estación busco el letrero con el nombre de la calle, y lo encuentro. Estoy en el lugar correcto pero no veo mi edificio. Haciendo como en el pasado, ubico la cordillera de Los Andes que lógicamente sigue donde siempre pero ahora, sin matices ni facetas, es un perfil pardo tras una cortina de contaminación. Con esa referencia miro hacia donde debiera estar mi edificio ¡y ahí está! Pequeñito se ve con sus seis escasas plantas, rodeado de altos edificios de departamentos y locales comerciales. No parece el mismo, ha perdido su carácter de cosa nueva y moderna que una vez tuvo. Lo rodeo en busca del callejón sin salida donde jugaba con los niños del barrio, donde me raspé las rodillas corriendo en patines y donde puse a prueba el entrenamiento de mi padre a la hora de pleitear con niños de otras cuadras. Pero el callejón ya no existe, es ahora una playa de estacionamiento a las espaldas de un banco extranjero. Esto no me ayuda. Veo cada vez más patentemente que el mundo en que crecí y me formé ya no existe más que en mi memoria. Esto complica las cosas. El mundo ha cambiado pero mi mente todavía funciona en base a lo que fue. ¿Y ahora qué hago? Yo, que he venido a internarme en este paisaje en busca del sitio donde me esperan cosas pendientes. Vengo a resolver asuntos que todos estos años han colgado en mi interior como ropa tendida, meciéndose suave o agitadamente según el clima de mi existencia. Esta es ropa que aun no se seca y cuyo peso puedo sentir toda vez que me aquieto. En fin, debo encontrar la senda que lleva hasta aquel lugar.

¡Ya basta! Reconozco que flaqueo. Mi propósito se hace nebuloso y debo aclararlo. He viajado desde Nueva York para entrevistarme con el oficial que hace treinta años fue responsable de la tortura y muerte de mi padre en un regimiento del sur de Chile. Del otro hemisferio traía pasos planificados, dinero y en su defecto, tarjetas de crédito, horarios, lapiceros, números de teléfono y datos varios; cosas concretas que ayudan a cumplir propósitos. En pocos días esas herramientas han perdido consistencia y sentido. Mi plan peligra. ¡Se acabó! Hoy parto al sur.

Elijo el tren, viajar en avión sería abrupto. Viajo nuevamente de noche, tal como lo hacía de niña, con mi abuela, al principio del verano. Aquí hay otra prueba de que el pasado sí existió. Los vagones del tren son los mismos de esos viajes pasados, vagones de color verde bosque con interiores revestidos de rica madera del color de la miel. Tal vez alguna vez viajé sentada en este mismo departamento. En el coche comedor creo reconocer a uno de los meseros mientras ceno y bebo una copa de vino tinto. Pero estoy cansada y pronto voy a sumirme en el sueño entre sábanas albas y almidonadas. Por primera vez desde que llegué al país duermo profundamente mecida por el vaivén de antaño como la niña dulce que fui, cuando confiaba en la bondad de todos y cuando el sur en verano era fruta silvestre, ríos de agua pura, brisa acariciante, volcanes vivos y tierra fértil que me acogía.

Llega la mañana, llego a mi destino. El sol brilla entre abultadas nubes grises. La escarcha cubre pasto, cemento y tierra. Hace frío en el sur, hace frío. Por la calle pasan indios inmemoriales de sombrero oscuro y pesado poncho, guiando sus carretas de bueyes con una larga vara de colihue. Reconozco el paso modesto pero seguro y sólido de la gente apegada a la tierra. Llevan gallinas calladas, llevan papas, llevan flores y yerbas a vender a la feria, los indios. Me subo a un taxi y me dirijo a la casa de huéspedes donde he concertado mi estadía. No he querido alojar donde mis parientes. Ni siquiera les he anunciado mi venida. Traigo poco equipaje, lo que más me pesa es el corazón. En el segundo piso de la casa de madera desempaco mis pertenencias y las guardo. Luego saco de mi cartera un papel doblado que pongo sobre la mesita de noche. Me acerco a la ventana pero no puedo concentrarme en el paisaje. Tomo el papel que contiene el nombre completo del coronel. Con el papel abierto me siento al borde de la cama y vuelvo a mirar por la ventana todavía escarchada. A lo lejos oigo pasar un tren y una brisa imaginaria me devuelve el aroma dulzón de las coronas de flores que tapizan el salón de la casa de mis abuelos. Afuera en la calle la llovizna y el sol forman un arco iris. Entonces, el silencio, el encierro y el olor dulzón de las flores se me meten por las narices con insolencia provocándome repugnancia y haciéndome escapar de la sala como animal acosado. ¡Mi padre ha muerto! Acabo de llegar de la capital a velarlo y a enterrarlo. He recibido la noticia de su partida la noche anterior cuando, poco después del toque de queda, desde la oscuridad de la noche ha salido un camión militar que para frente a mi casa. Suena el timbre. Antes de abrir miro a mi madre para medir su valor. Sus ojos denotan pavor y están fijos en los míos. Su menuda figura retrocede a tientas hasta apoyarse en el brazo de un sofá. Entonces me lleno los pulmones de aire y abro la puerta dispuesta a protegerla. Ahí están un oficial y dos soldados con fusil. Los hombres entran a la sala que adquiriere nueva forma y dimensiones para acomodarlos. Mi madre, ausente, refugiada en algún lugar de su conciencia permanece apoyada en el sofá, mientras el oficial me entrega un papel escrito a mano, en el que se lee que mi padre ha sido ejecutado el día anterior en el regimiento de su pueblo natal. El leer el papel y abalanzarme sobre el oficial es un solo acto. El hombre retrocede esquivando una bofetada, mientras los soldados después de un momento de desconcierto me cortan el paso empuñando sus armas. El oficial me lanza una advertencia en alta voz y mi madre volviendo de su lejanía con un grito ahogado me ruega que pare, antes de encogerse y caer sentada en el sofá como una marioneta. Pero esto no hace más efecto que el de intensificar mi furia y volviendo a clavarle los ojos al oficial comienzo nuevamente a acercarme como animal agazapado. Esta vez el hombre no opone resistencia.

Es más, se ve abatido y hay pesadumbre en sus ojos cuando le hace un gesto a sus soldados para que no interfieran. Quiero seguir pero, por algún motivo, la violencia pierde consistencia y forma dentro de mí y me detengo. El oficial hace retirarse a los soldados y al quedarse a solas con nosotras habla cosas que yo no escucho pues, tal como ha hecho mi madre, ahora me he alejado al interior de mí ser.

Con la partida del oficial llega el silencio. El tiempo se detiene. El aire huele a densa desesperanza. Los muebles son más muebles que nunca, inertes volúmenes que estorban con su incapacidad de hacer. El salón que ha sido testigo del anuncio nos contempla aturdido. Mi madre todavía en un rincón del sofá lucha por recobrar la memoria de cómo moverse y seguir existiendo. A tientas logra ponerse de pié y comienza a vagar por la casa palpando las paredes y mirando el cielo raso como si esperara que la edificación se desmoronara. Yo camino siguiéndola con mis ojos fijos en su nuca, sintiendo un vago deseo de protegerla, fascinada por los movimientos inciertos de aquella figura que claramente ha encogido para siempre. En algún momento detenemos nuestro deambular y comenzamos a llorar con gemidos largos y roncos que suben hasta nuestras gargantas como desde una caverna, estremeciéndonos el cuerpo. Lloramos hasta que nos dormimos en alguna parte de la casa, allí donde nos vence el cansancio.


Quito la mirada de la lejanía y miro el papel con el nombre escrito. Lo que antes de viajar tenía claro, ahora que estoy aquí me resulta nebuloso. Nadie está preparado para que sus padres sean arrancados de la vida con violencia. ¿Qué he de decirle a este hombre cuando lo vea? No sé si podré expresar lo que se siente después de tan amarga experiencia. Cómo explicar lo que es seguir viviendo en silencio, ocultando lo que pasó, sintiéndome lejos de la gente, asombrada de que los días y el mismísimo sol no muestren vestigios de lo acontecido, hasta terminar yo misma dudando que aquello realmente ocurrió. ¿Seré fuerte si ese hombre se mofa de mis sentimientos y de mis intentos de comprender juntos lo que pasó?

Me estremezco, pero en vez de sucumbir a las lágrimas doy una patada en el piso y decido irme a la calle a caminar. Voy a respirar el aire fresco del sur. ¡Tengo entereza, mi padre me entrenó! Sí, tengo derecho a venir aquí, mi padre fue de este lugar. Eran suyas estas calles y árboles frondosos, estos bueyes, este verde intenso era de él. Esta gente fue su hermana. Estoy en el sur, ¡estoy en casa!

Esta mañana, contrariamente a lo que esperaba, he encontrado fácilmente el número y el domicilio del coronel en la guía telefónica. Por la dirección reconozco que la casa está en el barrio del castillo dorado de altas torres que en mi infancia tanto me maravillaba cuando lo divisaba escondido entre las casas de un barrio común y corriente. Hoy, al volver ahí, veo que el castillo no es dorado sino que tan solo amarillo, que está descascarado y que no es muy grande. Paso, dejando esa memoria y otras atrás, y sigo mi camino viendo desfilar ante mis ojos otras casas con cercos de madera o rejas de fierro añoso. Me fijo en el musgo que crece en las junturas de la vereda y de los muros. Huelo la leña que arde en las chimeneas. El suave sol invernal ya comienza a derretir la helada de la mañana cuando doy vuelta a la esquina y llego a la cuadra del coronel. Ahora mi atención se concentra en los números de las casas. Ya adivino cuál es la de él. Mi corazón se enfría y camino más lento. Ya llego a la reja y diviso la casa al fondo de un patio con árboles frutales, arbustos y flores invernales. Los ojos de mi imaginación entran a la casa donde el militar ya desayunado debe estar todavía sentado a la mesa leyendo el diario, ocasionalmente admirando a la distancia alguna de sus flores en el patio. En su vejez, el coronel trata de rodearse de belleza, de deliciosos aromas, de frescura y canto de aves. El tiempo del terror ha pasado, se convence. Han quedado atrás los paisajes sórdidos, los gritos destemplados, el olor a violencia y el sabor del odio. Todo eso ya acabó y es bueno enterrarlo. Fue sólo mi oficio pensará a veces, mi labor como soldado de la patria, un oficio respetable. ¡Ah, pero están los desagradecidos que nos reprochan por hacer lo que ellos no se atrevieron a hacer! Probablemente el pensamiento hace que el coronel se revuelva algo incómodo en su asiento antes de volver a su lectura.

Algo que se aproxima entre los árboles me hace volver a la calle. Antes que pueda reaccionar y dar paso atrás, se abalanza hacia la reja un perro doberman ladrando. Pero después del sobresalto inicial noto que el animal no me ladra a mí sino que mira ansiosamente hacia un lado de la calle meneando su corto rabo. Comienzo a alejarme de la casa y a media cuadra casi me topo con un hombre de abrigo, sombrero de visera y bufanda, que camina lentamente cargando años en las espaldas. El viejo que lleva un diario debajo del brazo y una bolsa de pan caliente va distraído. El perro ladra cada vez más fuerte y el hombre, con una leve sonrisa, levanta una mano haciendo un gesto indefinido dirigido a si mismo más que al animal. El coronel no se fija en mí al pasar. Con la imagen del hombre en la retina me alejo caminando sin rumbo. Esta noche antes de irme a dormir haré la llamada telefónica que tanto he ensayado en mi mente. Quiero que nuestro encuentro sea un acto consciente y por libre elección de ambos. No quiero forzar mi entrada en la vida del coronel presentándome sorpresivamente en su casa, no quiero acorralarlo y dejarlo sin opciones; he de telefonear para anunciarme. Mi corazón recobra la calma mientras sigo mi camino por esas calles del pasado. Paso por la iglesia donde un día de lloviznas se hizo el funeral de mi padre. A un costado está el velatorio y casi puedo ver nuevamente al par de soldados armados que limita la entrada de los deudos para evitar que el velorio se convierta en una manifestación política. A los familiares se nos ha dicho que debemos agradecer que nos permitan velarlo y enterrarlo junto a sus parientes y que no pidamos más.

Adentro están los restos de mi padre. ¡Qué imposible parece que esta vez se haya ido para siempre! Yo tenía diez años cuando se separó de mi madre y se marchó a trabajar al extranjero, desde entonces siempre estuvo llegando y partiendo. Cómo describir lo que siento al ver su cuerpo encerrado en un ataúd estrecho, vestido con una camisa de un verde demasiado pálido que comienza a mimetizarse con el tono de su piel muerta. ¿Adónde se ha ido mi padre?

-¿Aló?- contesta una voz de mujer.
-Aló. Sí, ¿podría hablar con don Victorino Sanhueza, por favor? Respondo experimentando una sensación indefinida.
-¿De parte de quién…?
-De parte de Sara Téllez- anuncio mi nombre fríamente.
-Un momento… - responde la voz. Después de un breve titubeo oigo que deposita el fono sobre lo que debe ser una mesa y luego oigo unos pasos alejándose. Al cabo de un minuto escucho otros pasos más pesados y lentos que se acercan.
-Aló. ¿Con quién hablo?
-Aló señor, soy hija de Carlos Téllez, un detenido ejecutado en 1973, en su regimiento. He venido desde el exterior para pedirle

una entrevista- Me escucho hablar sintiendo que soy abrupta.

-¿Aló...? El coronel responde con una voz baja que retumba con resquemor.- ¿Con quién hablo?

-Señor Sanhueza, soy Sara Téllez... Usted no me conoce.

-¿En qué puedo servirle...? ¿Una entrevista?- Dice éste, respondiéndose a si mismo y al otro lado de la línea se produce un silencio que retumba en las paredes y que no puedo medir. Finalmente la voz del coronel vuelve a sonar ya más entera.

-Téllez, Téllez... Ah si, algo recuerdo. Y usted, ¿quién dice que es...?

-Soy hija de Carlos Téllez, señor... he viajado hasta aquí porque necesito verlo y...

-Mire señorita, yo soy un oficial retirado. Ya soy un hombre de edad... he olvidado mucho. No deseo...

-Señor- interrumpo. Usted estaba al mando del cuartel de ejército la noche que mi padre murió. He venido a conocerlo.

-Pero ¿para qué...? Y ¿quién me dice que usted no es una de esas reporteras que andan tratando de...? ¡No tengo forma de saber que usted es quien dice que es...! Yo ya estoy retirado señorita, ya cumplí con mis años de servicio y ahora deseo descansar y mantenerme alejado de aquellos ingratos que...

-Señor Sanhueza... comprenda. Esto significa mucho para mí, no quisiera irme de esta ciudad sin verlo- Lo interrumpo, dudando que mis palabras puedan comunicar suficientemente mi necesidad. Hay otro silencio.

-Señorita Téllez -responde el coronel ahora en un tono mas calculado- Algo recuerdo de esos días... y he de decirle que las cosas no son como usted las imagina... Mire, es mejor dejar ciertas cosas en el pasado, donde deben estar. Estos son asuntos de hombres, mire, cosas que usted no entendería... Percibo temor en el coronel que intenta disuadirme.

-Quisiera verle lo antes posible- insisto y desechando la inseguridad que trata de contagiarme, concluyo -Elija usted donde y...

-¡Testaruda como su padre!- Irrumpe él, pero luego se frena. Adivino que teme traicionarse. Hay otro silencio preñado y finalmente habla. -Pues bien, si eso es lo que quiere, la veré mañana a las diez de la mañana en la plaza de armas y vamos a hablar, pero nada de cámaras fotográficas ni grabadoras. Estaré con un perro doberman, así me reconocerá ¡Hasta luego!- El coronel corta secamente.

Yo también cuelgo y me invade el temor que no exterioricé. ¿Estaré realmente preparada para encarar a ese hombre? ¿Qué es lo que quiero realmente de esta entrevista?

Son las cinco de la mañana. La niebla envuelve a la ciudad que comienza a despertarse con el llamado de los gallos. Me bajo de la cama, abro la ventana y aspiro el aire frío que ya lleva humores de leña quemada. Aquí y allá se ven algunas luces encendidas. A lo lejos oigo cascos de caballo sobre la calle adoquinada, algunos vehículos a motor y las lentas ruedas de madera de una carreta de bueyes. Algunos se preparan para el nuevo día, muchos todavía duermen. Y siento ternura. ¡Cuantos sueños, cuantas esperanzas y temores, cuántas memorias abriga la gente de este paraje de ríos caudalosos y volcanes vivos! Bien entiendo que este valle que alberga pumas y gavilanes, también anida a la humanidad en la palma de su mano, admirado de su brillo y de sus posibilidades de ser divinidad. Hoy me miraré en los ojos del coronel que ordenó la muerte de mi padre.

Parto a la cita. Se trata de un viaje sin regreso al centro de esta ciudad y al centro de mi corazón. ¿Qué encontraré? Camino por la calle sintiendo las piernas dormidas. Veo que comienzo a flaquear a medida de que me acerco a la plaza y cuál no será mi sorpresa, cuando al cruzar una calle me encuentro a bocajarro con una compañera de colegio de mi infancia. Como si desde que nos separamos no hubiera pasado el tiempo, vuelvo a los días en que éramos amigas y rivales. Recuerdo como en nuestra competencia nos burlábamos del infortunio de la otra hasta que terminamos por enemistarnos para siempre. Yo trataba de parecer invulnerable y en control de mí misma ante ella, pero he de reconocer que aunque lo ocultara su opinión siempre me importó. Hoy, mi primera reacción es esconder mi estado, como siempre, y después de saludarla comienzo a charlar con tono casual. Pero ella nota mi falta de calma y pregunta qué me pasa. Estoy lista para protegerme pero desobedeciendo mi tendencia le cuento cómo me siento, a donde voy y a qué. Al terminar de hablar estoy desnuda. Sé que le doy a ella la oportunidad de herirme, de excusar al coronel, de justificar la muerte de mi padre, de mortificarme una vez más. Espero su burla con la intención de que me atraviese sin quedar atrapada en mis entrañas, sabiendo que debo guardar mis energías para la entrevista con el coronel. Sin embargo, no veo en sus ojos el sarcasmo que espero. La mujer hace ademán de hablar pero finalmente no dice nada y tan solo me sujeta de una mano como si tratara de persuadirme de que no vaya. Más yo debo seguir mi camino y desprendiéndome de ella, me alejo.

Ya llego a la plaza y diviso en la niebla matutina al coronel que llega con su perro por otra esquina. Mis ojos no perciben más que esa figura que se acerca a paso mediano tratando de ocultar la fragilidad de su vejez. Se detiene en la mitad de la plaza sujetando la correa del animal a dos manos. Tiene la cabeza erguida a la espera de que me presente. No mira a los extraños que pasan por su lado, no quiere buscar en ellos las facciones de mi padre que ya casi ha olvidado. Yo no me hago esperar. Aprieto el paso y ya estoy frente a él.

-Buenos días señor Sanhueza- musito, sin intentar estrecharle la mano.

-Buenos días – responde él, aferrado a la correa del perro.

El animal que se ha sentado hace amago de incorporarse con la mirada fija en mí, pero el coronel le da un leve tirón a la correa y el animal se aquieta. Los ojos del hombre evitan recorrer mi rostro en forma detenida y se produce un instante incómodo en el que cada quién pondera cuál debiera ser el próximo paso. Me sorprendo pensando que el anciano estaría más cómodo sentado y lo invito a hacerlo. Nos sentamos lado a lado en una banca, el perro se echa a los pies de su amo y de cara a mí. Miramos al frente por un largo momento. Estamos rodeados de vida y estímulos externos que para nosotros no existen. El coronel habla primero.

-Señora, ¿qué es lo que pretende con esta entrevista? No me queda claro qué desea…

-A mí tampoco- respondo. A mí tampoco me queda claro, señor. Es un acto irracional tal vez, pero para mí necesario. El propósito, si es que lo hay, se revelará por sí solo. Yo acepto mi vulnerabilidad y sugiero que usted haga lo mismo…

-Nada bueno sale de la vulnerabilidad. Es una invitación al maltrato.

-Yo no he venido a maltratarlo…- respondo todavía mirando

al frente.

-Ni yo, pero tampoco he venido a disculparme y le aviso que no me gusta el perdón. Yo fui un militar y cumplí con mis obligaciones, señora. Eso es todo.

-Señor, usted y sus obligaciones son el motivo de la desconfianza que he llevado guardada durante tanto tiempo…

-Pues le diré que no es mala cosa el desconfiar… la desconfianza nos protege, nos hace más realistas, nos hace madurar.

-¿Maduró usted, coronel, después de todos estos años? Pronuncio las palabras lenta y calculadamente mientras sigo mirando al frente.

-Indudablemente- contesta el anciano ahora denotando cierta irritación. He aprendido a aceptar mis limitaciones y las cosas que no comprendo. En todo debe haber un orden. Acepto a mis superiores y a mis subalternos. No creo ni espero saberlo todo.

-Eso me suena a conformismo. ¿Es eso lo que tiene hoy para ofrecer a sus nietos? Yo aspiro, no, yo anhelo ofrecerles algo más… Hablo sintiendo que también me irrito y olvido las palabras que he preparado. Lo miro con dureza de hito en hito –Yo... yo quiero llegar a ser una abuela que está en paz... alguien que le deja a sus nietos un mundo mejor- añado. Yo….

-Ah señora, ¡déjese dé sermones...! Eso es justamente lo que he tratado de hacer durante mi vida, construir para mis nietos un mundo mejor. Responde el coronel sosteniendo mi mirada.

-¡No señor! Usted no ayudó a construir sino a destruir. ¿Cuántas veces se sentó a contar a sus nietos sobre la sensación de encierro, de repugnancia, la contradicción que respiró todos esos años en su regimiento? ¿Les ha contado sobre las humillaciones que autorizó y permitió? ¿Les ha dicho acaso...? Mi tono es nuevamente lento y áspero. El animal echado en el suelo percibe la creciente tensión y mira a su amo expectante. El coronel hace caso omiso del perro.

-¡Usted, señora, no me puede juzgar!- responde él desafiándome.

-Ni deseo hacerlo… Juzgar, condenar, matar, esas cosas se las dejo a usted- digo con sarcasmo, comenzando a saborear la violencia que toma forma en mi interior.

-Tengo otras aspiraciones, ya se lo dije…- continúo.

-Sí, sí…ya veo, usted es una de esas idealistas que no aceptan las cosas como son, que no saben adaptarse al mundo. Ya me lo esperaba. Es igual que su padre. Está bien, hágalo, pero no espere que todos seamos como usted…

-Así es- respondo tajante. Esa es la diferencia entre nosotros, señor coronel…Yo puedo desear que usted sea como yo pero si no lo es no necesita temerme, mientras que usted mandó a matar a mi padre porque eran distintos.

-¡Señora, señora, su padre trató de escapar y se le aplicó la ley de fuga!- casi grita el anciano, levemente conciente de que estamos en la vía pública.

-¡Mentira!- respondo en el mismo tono mirando al coronel con fijeza y pasando por alto al perro que se para gruñendo.

-¿Cómo se atreve…? Yo soy un hombre honorable- exclama indignado el viejo.

-Pues su honor no me convence y su vida no es un ejemplo para mí.

El hombre se pone de pié acortando la correa del animal que quiere acercárseme. Sin moverme un milímetro mantengo tozudamente mi mirada en la del coronel y advierto su temor. Sé que puedo avasallarlo y observo en mí el deseo de humillar, de buscar revancha, de destruir. Pero algo en mí también advierte la trampa que se abre ante nosotros. Veo que si le hago daño a este hombre quedaré encadenada a él y al pasado sin remedio. Comprendo que aun con todo lo que he sufrido prefiero ser víctima que victimaria. El perro sigue tensando la correa y olfatea el aire como buscando qué hacer, su amo está en un estado similar. Está viejo y desolado el coronel, pienso, y no quisiera estar en su lugar. De pronto se me suaviza la mirada y parándome lo invito a caminar. El anciano que no quiere mostrar flaquezas inicia la caminata forzando un paso sólido y medido. El perro camina intranquilo mirando intermitentemente a su amo y a mí. Por mi mente pasan los detalles de la estadía de mi padre en prisión. El pecho me quiere estallar.

-Señor Sanhueza, es sabido que mi padre fue torturado a diario y que el día de su muerte ya no tenía fuerzas para caminar- musito, sintiéndome también cansada, conteniendo el llanto que amenaza con agolpárseme en los ojos.

-Su padre fue muy terco, señora, muy terco... Nos desafiaba constantemente- protesta con renovada fuerza el coronel. ¡No nos quedó más remedio que fusilarlo! Quería amotinar a los prisioneros, era un agitador, un rebelde, era...- El coronel se detiene bruscamente y calla, haciendo un trípode con las piernas y el bastón. El perro se para entre él y yo como un parachoques. El anciano está dispuesto a aguantar mis embates sin ceder más información. Pero en vez de atacarlo, retomo el paso y él con su perro hacen otro tanto.

-Sabemos que le dispararon cuando su cuerpo estaba ya sin vida... murió de un culatazo de fusil, lo sabemos- digo con obstinada tristeza, mirando sin ver el colorido mosaico en la fuente de agua que rodeamos.

-Ya no me acuerdo de eso, ni quiero acordarme. ¡Quiero olvidar! Señora, ¡yo ya estoy viejo...! ¿No comprende que...?

Paro de golpe sintiendo que la ira nuevamente se apodera de mí.

-¡Entonces váyase!- le digo con desdén. ¡Váyase a casa! Vaya a hacerse cada día más viejo y a rogarle a la muerte que le tenga compasión. ¡Váyase a tratar de olvidar! A ver si lo logra. ¡Váyase!- concluyo, despidiéndolo con un ademán despectivo.

Es entonces que descubro a mi antigua amiga a lo lejos, sentada en un banco de la plaza, observándonos. Instantáneamente revivo la extraña sensación que sentí al oír la voz femenina que contestara el teléfono del coronel. Mientras tanto el anciano, que no la ha visto, hace ademán de responder y luego de partir, pero no hace ni lo uno ni lo otro y se queda parado, inmóvil, mientras se le acumulan los años en el cuerpo. Finalmente el coronel vuelve a hablar pero yo me he distraído pensando en mi amiga.

-Yo no le puedo pedir perdón, señora. Entienda... lo hecho, hecho está. He sido un soldado, fue mi trabajo, eso es todo- declara éste ya sin fuerza y con los ojos empañados. El coronel se muestra abatido y resignado a su suerte.

-Pues fíjese que quiéralo o no, yo lo perdono... Escucho mis propias palabras como si salieran de otra boca. ¡Ah, y va a tener que aceptarlo! Continúo, tratando de mantener la aspereza que pierde forma. Mirando detrás de él a mi amiga a la distancia, concluyo. –Lo perdono y con ello perdono también mucho en mí, mucho.

Mi rencor se diluye palabra a palabra y ya no lucho con las lágrimas que brotan tibias y me enturbian la mirada hasta distinguir apenas al anciano parado frente a mí.

-Está bien, yo me comprometo a dejar de buscar culpables por mi sufrimiento y a intentar desprenderme de esta inmensa carga…y mi deseo es que usted haga lo mismo, señor coronel.

El anciano que me mira sin saber que hacer con mi perdón, con mi promesa y menos aun con mi llanto, hace un ademán de rechazo, pero después de un largo momento baja la mirada para posarla en su animal y le acaricia la cabeza y el lomo con suave afecto.
Estamos parados en el centro de la plaza de armas de Temuco, bajo la escultura de un cóndor, un indio y una araucaria. Estamos en una encrucijada. Entonces, por primera vez toco al anciano. Tomo una de sus manos entre las mías y siento compasión al tacto de ese montón de huesos fríos, fríos sí, pero que aún laten. Pienso que todavía tenemos tiempo de reconciliarnos con nuestras memorias.

-Gracias por aceptar mi perdón que ha estado tanto tiempo sin dueño- digo apretándole la mano con un dejo de travesura. ¡Adiós señor coronel!
El anciano me devuelve el apretón de manos con los ojos húmedos, pero sin una palabra. Partimos por la plaza en direcciones opuestas. Él, con su perro a casa y yo donde mi amiga, recordando una antigua riña en que me dijo que su tío militar era muy poderoso y que me podía llevar a la cárcel. Salimos de la plaza y caminamos unas cuadras en silencio. En algún momento ella me toma del brazo y me dice con un tono a la vez burlón y cariñoso que ya sabía que yo era la más valiente de las dos. En el mismo tono le contesto que yo siempre supe que ella era la más sabia. Mañana parto del sur.

*Vuelo en la noche al norte después de despedirte.*
*Hoy te dejo ir*
*ya es tiempo.*
*Estuve a tu lado cuando sufriste*
*¿temiste a la muerte?*
*¿a qué temiste?*

*A cada golpe te cubrí de besos*
*a cada insulto te rocé los ojos y te recité un verso.*
*Estábamos serenos*
*¿recuerdas?*
*Sabíamos que te ibas.*
*Entonces vino el último golpe*
*y tu cuerpo ofendido que no quiso seguir*
*quedó allí entre sus asesinos.*

*Salimos de la prisión a la frescura de la noche*
*de las manos te llevé por un bosque de Araucarias.*
*Te sirvió el aire y te devolvió la fuerza*
*lo sé porque mirabas como por primera vez*
*cuando me enseñaste la curvatura de la tierra.*

*Y supiste que en aquel recodo*
*te encontrarías con todos los que quisiste*
*¿recuerdas lo que sentiste*
*cuando muy suaves*
*te despojaron de dolor y horrores?*

*Luego*
*padres*
*hijos*

*esposas*
*nietos y bisnietos*
*los nacidos y por nacer*
*te sumieron en aguas deliciosas*
*y saliste hecho luz .*

*¡Indoblegable y risueño subiste a la vastedad!*
*Mientras*
*abajo*
*en las tinieblas de la guarida*
*aquel cuerpo ya sin dueño*
*recibe una bala*
*no sentida.*

# RETORNO AL CUARTO INTERNO

Hoy nos encontramos en un aposento
alumbrado
bien pintado
uniformado.

La luz fluorescente ilumina todo previniendo tropezones y caídas.
Un foco de luz cada dos metros
frente a cada puerta
al llegar a cada esquina
y también a la vuelta.

Las puertas
claramente diferenciadas de las paredes
están enumeradas.

Así
accidentes
errores y sorpresas
son evitados.

El alfombrado permite la locomoción suave y la facilita.
Transitan las personas en fila por cortos pasillos
entran por las puertas
para luego salir a desandarlos.

En cada esquina se elige una recta
bien alumbrada
pintada
uniformada.

*Cada tantos pasos hay una silla*
*donde alguno se sienta*
*a esperar*
*y ocasionalmente*
*por accidente*
*siente.*

*Es más*
*se rumorea*
*que algunos han descubierto*
*la clave de la coreografía*
*han detenido la maquina*
*han salido del laberinto*
*y han visto*
*el umbral de la realidad.*

# MUDRAS INTERNOS

Sale a buscar a su Guía interno sumergiéndose en un amanecer que cubre el paisaje con visos de color turquesa. La tierra que su pisar va sembrando de huellas es de un intenso color café, es tierra fresca y húmeda, buena tierra, tierra fértil. El camino se hace sinuoso. A cierta distancia divisa una hilera de piedritas multicolores que le recuerda la historia de Hansel y Gretel y que sigue hasta el borde de un bosque frondoso. Allí se detiene vacilante, pero recuerda su fuerte deseo de despertar de esta vida mecánica en que siempre reacciona de la misma forma. Penetra en el bosque desconocido, entra a la oscuridad. Inmediatamente siente que pasan volando o escurriéndose animales que la rozan. "Lo de siempre", piensa, y su reacción es la de siempre. Trata de anestesiar los sentidos para no sentir el temor, la repugnancia y los deseos de huir. Como si se amarrara a un mástil para aguantar el vendaval camina procurando mantener la mirada al frente. Cree divisar una luz benigna que alienta su paso. La luz crece, seña de que va avanzando en el denso bosque. Al caminar un poco más descubre que el resplandor que atisba es un líquido o una masa plástica, viva, que parece cambiar de forma y tamaño. Comprende que aquella luz es su Guía que le alumbra el paso a través del bosque. Nota que su cuerpo comienza a responder a la manifestación de su Guía también con movimientos y gestos, primero de los ojos, luego de las manos, de las extremidades y del torso. Ahora avanza alentada.

Cada gesto que le surge parece corresponderse con una emoción, cada movimiento posee una tonalidad desconocida que su cuerpo, su corazón y su mente -unidad que ahora reconoce indivisible- saborea y asimila.

Está en su cuarto interno. Se siente un poco fatigada. No, no es eso. Más bien se siente hastiada de la vida repetitiva y mecánica supeditada a los acontecimientos como hoja al viento. Reflexiona. Sospecha que para romper con lo mecánico es preciso dejar la superficie -hay que ahondarse en el paisaje interno, hay que conocer las propias tendencias y se le ocurre que hay que educar los Centros. Piensa en el Centro Emotivo. Intuye que en su interior almacena la semilla de sentimientos y emociones que alguna vez conoció pero que ha olvidado -adivina que entre ellos hay algunos que facilitan el acceso a una mayor comprensión, a una realidad más rica. Se trata, por lo tanto, de sentimientos que asisten en la búsqueda de un centro de conciencia superior y de lo profundo -del reencuentro consigo misma. Deduce que tales sentimientos y emociones conducen a una forma de comunicación en que es posible que la barrera entre el "yo" y el "ellos" se derrumbe. Pide conocer el camino hacia fuera de lo maquinal. Quiere despertar. Espera.

Algo parece ocurrir abajo en el patio. Se asoma a la ventana y ve allí una forma dorada y brillante, un líquido o una masa plástica, viva. Es su Guía que cambia de forma y tamaño -como en una danza- de cara al denso bosque…Y de pronto desde el bosque se ve salir a si misma, también transformándose con gestos y movimientos que le parecen extrañamente familiares y al mismo tiempo nuevos. ¡Que bella visión! ¡Que bien que la llama! En un impulso delicioso se descuelga por la ventana y ya está en el patio. Se postra frente a su Guía –y realmente frente a si misma- sintiendo como quien abre un baúl e inesperadamente descubre algo que nunca creyó haber tenido. Sin embargo, reconoce lo que encuentra como algo propio que solo ha estado extraviado entre los pliegues del tiempo. Comprende que todo ya está, que nada es nuevo y que más bien debe aprender a mirar realmente lo que ve. Sí, todo ya es. Agradecida, arrastra las manos por la tierra hasta coger su propia mano y la de su Guía. Se levanta una fuerte brisa que hace flamear los velos que cubren a las tres mujeres, mientras alrededor de ellas todo comienza a desaparecer. Ya no hay arriba ni abajo, ni espacio, ni tiempo.

# EL TALLER

Me ubico en "mi cuarto interno" sentada en la cama, mirando hacia la ventana, esperando a mi Guía. Me siento traviesa y algo audaz, como cuando fui a meter el pelo de la india en la cueva de araña. Mi Guía pronto entra volando por la ventana rauda y majestuosa y aterriza con los brazos en jarra, como Superman. "A ver, para qué me quieres", dice. Parece que ella también está en un estado de ánimo particular... Yo, tratando de disfrazar la emoción que siento ante su presencia, me paro desgarbadamente y con un calculado paso de cowboy le salgo al encuentro y le digo que hoy quiero que me dé una lección. Nos miramos de hito en hito por unos tensos instantes. "Pues bien. Vamos al clóset", dice. Esto no me lo esperaba. Por un breve instante pienso en decirle que estaba bromeando, mientras me imagino la oscuridad, las ratas y los murciélagos que allí probablemente asechan. Pero es tarde, mi Guía ya ha entrado al clóset y comienza a meterse por el túnel. La sigo en la oscuridad y en tono de broma comento que no sé qué voy a aprender porque aquí no se ve nada. "Entonces trae a las luciérnagas", responde casi burlonamente. ¡Qué buena idea! pienso. Y llegan las luciérnagas. Ahí donde siempre está la escalera de cordel que cuelga en el vacío. Bajo hasta donde mi Guía me espera y se me ocurre que me veo cómica llegando donde ella rodeada de luciérnagas.

Seguimos, entramos a una galería de esculturas de piedra, estatuas que representan personajes y eventos para mí familiares. Aquí están los hitos de mi vida esculpidos a escala mayor que la "realidad" pero, yo que todavía estoy de un ánimo peculiar, pienso que ya estoy cansada de la cantinela de mis memorias y paso entre las esculturas sin parar. Mi Guía me sigue sin comentarios. Diviso una construcción casi totalmente rodeada de ventanales y me dirijo hacia ella. Adentro hay buena luz, hay sólidas mesas de trabajo y apoyado en una pared de cuero grueso, reseco y tenso, hay un pizarrón verde con tiza amarilla. El lugar es un taller. Es un laboratorio suspendido en el aire a cierta distancia de una gran arboleda mecida por el viento. Pero quiero concentrarme en la amplia sala. Sobre la mesa hay todo tipo de implementos de trabajo manual, hay herramientas, aparatos, materiales y, al centro del aposento pendiendo del aire, hay una esfera cristalina que parece latir o respirar. Entonces mi Guía, que también ha estado estudiando el espacio, deteniéndose bajo la esfera y refregándose las manos con entusiasmo me pregunta qué voy a cocinar. Yo me dirijo al pizarrón decidida, tomo un pedazo de tiza, levanto el brazo para escribir... y me quedo en blanco. "Buena idea", bromea ella. "Ahora vamos a dar una vuelta para pensar cómo lo vas a hacer..."

Bajamos por una escalinata a la arboleda que ahora está arremolinada, bajo una atmósfera cargada y un aire que huele a lluvia. Entre los árboles caminan mujeres y entre las mujeres van todas las que admiro, las conocidas y las por conocer. Y voy yo. Sólo que no soy como soy, sino que soy como verdaderamente soy -como alguna vez he sido, como algún día seré. Ya puedo volver al taller.

# VIAJES

*Y yo*
*que llevaba moléculas del mundo pegadas a la piel*
*cuando el universo golpeó a mi puerta.*

*Ya es tiempo*
*le confesé*
*no soy afuera más que adentro*
*sino un todo que avanza hacia el alba.*
*Hoy cierro los ojos para ver*
*arabesco de sensaciones*
*olas emotivas y memorias*
*miradas y tiempo almaceno*
*pero observo con desapego.*

*Busco*
*alegría imperturbable*
*fuerza contagiosa*
*paz indoblegable.*
*Y la vida dirigida a la inmortalidad*
*la flecha y su blanco.*
*La clave del paisaje.*

# REENCUENTRO

## (viaje interno)

Al dejar la estación el vaivén del tren ha envuelto a Sara en una suave sensación de entrega. Se aleja de la ciudad y la comienza a embargar un delicioso deseo de intimidad consigo misma. Atrás van quedando las situaciones no resueltas, las relaciones incipientes y las de larga data, con sus expectativas y temores, con sus vivencias. Ha existido casi medio siglo y hoy corren tiempos difíciles e inciertos. Lo que fue ya no es y lo que será apenas se perfila intermitentemente en los días, en las calles, en las caras de las personas, en sus vidas.

Llega a su destino y comprueba complacida que la cabaña que ha elegido mirando fotos en el Internet es acogedora y apacible. Luego advierte que aquí el tiempo parece pasar de otro modo. Nueva York parece muy lejos. Esa ciudad, que con sus características de isla imperio es capaz de hacer sentir que se está en el centro del mundo un día y al día siguiente, lejos de todo lo que se ama.

Es la tarde y Sara se encuentra disfrutando de las horas lentas y del chisporroteo de las brasas en la chimenea de la sala. Un aroma dulce de leche y canela comienza a llegar desde la cocina, mientras la luz dorada del otoño se filtra por el ventanal y se difunde hasta llegar a sus pies descalzos arrellanados en el sofá. Sara continúa aquel tejido que ha encontrado a medio hacer a su llegada. Pero el aroma insistente le provoca una curiosidad indefinida. Dejando la labor sale de la sala camino a la cocina tomando, sin saber cómo, un camino distinto.

A la vuelta de una esquina se encuentra en una parte de la cabaña que no conoce y que tiene un tono distinto al resto. Sara tarda unos instantes en comprende que está en una casa dentro de otra -en una casa entre las paredes de la cabaña. El lugar luce abandonado. Todo está descolorido, falta luz y el aire está viciado. Incierta, pero aguijoneada por la curiosidad, se interna en el espacio casi a tientas hasta llegar a un pasillo de puertas y siente que con cada paso se aleja de todo lo que conoce. Temiendo arrepentirse avanza hacia la última puerta y la abre, pero sonríe aliviada al ver que se encuentra en la cocina. ¡Y que distinta está la cocina! No se había fijado que ahí hay un fogón a leña y está observándolo cuando advierte sobre la mesa -ahora una alta plataforma de piedra lisa- a una anciana tendida de espaldas y con los ojos cerrados. La figura es gris, casi translúcida y parece dormitar, o morir. Sintiéndose turbada y no queriendo violar la intimidad ajena, Sara para en seco. Pero es tarde. La mujer que ha abierto los ojos la mira y sin sorpresa ni afecto le extiende los brazos. Obediente, aunque con secreto rechazo, se acerca a la anciana e intenta bajarla de la plataforma tirándola de las manos, pero viendo que así no le será posible, debe cogerla de la cintura para alzarla y luego depositarla en el piso. Ya de pié, la vieja la mira con una mezcla de gravedad y reproche. "¿Por qué has venido?" le pregunta y sin esperar respuesta le señala con un dedo estirado una puerta entornada al fondo de la cocina. Sara supone que se trata de una despensa donde tal vez cuelguen del techo carnes, embutidos y quesos, sin embargo desde donde está no puede constatarlo. Camina hacia el lugar indicado, con la anciana casi pegada a sus espaldas. Entra. Todo está oscuro. Sara siente el aliento de la vieja en la nuca cuando ésta le dice que sabe por qué ha venido, mientras le agarra una mano haciéndola empuñar lo que adivina es el mango de un cuchillo. "¡Hazle un hoyo a la realidad!", ordena duramente la vieja. Ante los ojos de Sara la realidad se presenta como un grueso cuero reseco y tensamente desplegado, que haciendo las veces de pared bloquea el fondo del cuarto. Azuzada por la anciana y con el corazón encabritado empuña el cuchillo y le hace al cuero un fuerte tajo vertical. El crujido le resuena en las entrañas mientras de la tajadura brota una luz que la deslumbra. Atraída hacia la luz, ahora es Sara la que incita a la vieja a avanzar, pero ésta inexplicablemente comienza a perder consistencia y volviendo a su previo ensimismamiento permanece en la oscura despensa. Sara después de un momento de vacilación ha empuñado nuevamente el cuchillo y ha agrandando la apertura hasta que metiéndose por ella cruza hacia la luz. Entra a un espacio inconmensurable. Está en medio de un remolino de energía, sumida en un brillo que enceguece y que impide ver los límites o las dimensiones del espacio. No hay suelo ni techo, no sabe qué es arriba y qué es abajo. Lo único que todavía sabe es que está en una casa dentro de otra casa. Su conciencia lucha por mantenerse íntegra y recurre al registro de los límites de su propio cuerpo para diferenciarlo del espacio en que está inmersa. Entonces, divisa una escalinata de blanco mármol que lleva a una puerta cerrada. Tal vez sea un escape, tal vez no. Sube los altos peldaños y se detiene frente a la puerta, una vez más presa de la sensación de que al cruzar el umbral no habrá retorno. Entra. El aposento es una amplia recámara circular suavemente iluminada por la luz de la tarde que entra por un alto ventanal vertical. Reconoce que la recámara está en lo más alto de una torre medieval. Y allí en camisón, sobre la cama desarreglada, hay una joven de largos cabellos casi transparentes que la mira con timidez. Sara comprende que la muchacha siempre ha estado ahí, sola. Es una especie de Rapunzel, piensa, mientras se acerca instintivamente a la muchacha para darle calor y ésta, que la ha estado aguardando, se pega a Sara poniendo la cabeza en su hombro. Su cuerpo frágil transmite desesperanza. Siempre ha querido abandonar esa torre pero, aunque la puerta nunca estuvo con llave, le ha faltado entereza para cruzar el umbral. Acunando aquel trémulo cuerpo los ojos de Sara se posan en la ventana. Afuera, el mundo es magnífico con sus plácidos cielos y un fresco aire primaveral que agita las verdes copas de los árboles. Entonces, reconociendo que ya es hora, se pone de pie y tomando a la muchacha de la mano la saca de la recámara, jalándola un poquito para vencer la débil resistencia que ésta opone. Juntas cruzan el espacio iluminado por donde ahora Sara se orienta sin dificultad hasta desembocar en la despensa. Allí está la anciana aguardando. Sara, sin detenerse, también la toma de la mano y le da un leve tirón, pero la vieja dejando su letargo reacciona y tironea para zafarse arguyendo que tiene mucho que hacer. La muchacha, alentada por la anciana renueva su resistencia y también tironea, pero Sara sin prestar oídos a las protestas y sin enojo, las arrastra hasta la sala. La anciana y la joven instintivamente se acercan a la chimenea para entibiarse y pareciendo desconocerse, permanecen de espaldas la una a la otra.

El dulce aroma ha llenado el ambiente y Sara ya incapaz de resistirlo parte a la cocina. La avena con leche y canela está en su punto. Apaga el fuego, revuelve la olla con un cucharón, llena un plato hondo con la mezcla y lo lleva a la sala. Allí se encuentra consigo misma arrellanada en el sofá, tejiendo junto a la chimenea. Deja el tejido, toma el plato y saboreando la mezcla contempla apaciblemente el atardecer por el ventanal. En el patio los caprichosos movimientos del viento agitan las copas de los árboles y los hace cimbrar hasta revelar -en medio de la arboleda- la escultura de una niña, una mujer y una anciana que hacen una ronda con las muñecas entrelazadas alrededor de un gran fogón.

# VIAJE AL DESIERTO

Con mi boleto en la mano examino la correa mecánica que trae las maletas y bultos del avión, interrumpiéndome para atisbar a la gente en busca de quien vendrá a recogerme. El vuelo de Nueva York a Phoenix ha sido rápido y tranquilo como si viniera solo a la vuelta de la esquina, pero sospecho que este no será solo un viaje más. Me siento observada. Levanto la cabeza y veo que se acerca mirándome con curiosidad una mujer indígena de mediana edad, acompañada de una niña. Sé que la mujer es Lolita Whitesinger y cuando musita mi nombre creo reconocer la voz que nunca he oído.

Mientras maneja desde el aeropuerto Lolita me hace la pregunta que no me hizo por email.

-¿Por qué has venido? Dice, atenta a la carretera.
- No sé muy bien el por qué…- contesto después de hacerme la pregunta a mi misma. Siempre he querido a los indígenas... añado. Luego, intuyendo la verdadera pregunta concluyo que no vengo representando a nadie ni a tratar de convencerlos de nada. Soy solo una persona que viene a compartir con ellos algunos de sus días y tal vez a descubrir la raíz de mi afecto.

Llegamos a casa de Lolita donde esperan su marido Paul y algunos hijos y nietos. Los saludos son sobrios. Noto que en la mente de casi todos está la pregunta que Lolita me ha hecho camino a casa, pero ya es tarde y hay que ir a dormir. Esa noche descanso sobre un largo sofá y como lo haré el resto de las noches de mi viaje, duermo vestida.

Llega el día y partimos temprano. Lolita, Paul y dos de sus nietos me llevan a la Reserva Navajo en el desierto de Arizona, donde pasaré siete días acompañando a la matriarca Pauline Whitesinger, madre de Paul. En el auto Lolita me dice que vamos a la madre de las reservas de este país y que la nación Dinéh, como ellos la llaman, asciende a un millón de indígenas repartidos entre los estados de Nuevo México, Arizona y Utah. A medida que nos alejamos de Phoenix, el paisaje y el ambiente se tornan reconcentrados. Mesetas rojas, cactus gigantes y gente con rasgos indígenas desfilan por las ventanas de nuestro vehículo en el calor intenso.

Al cabo de casi cinco horas de viaje llegamos a Tuba City, uno de los pueblos más grandes en la Reserva. Todavía se ven las grandes gasolineras, las cadenas de tiendas conocidas, el agua potable y la electricidad. Todavía las cosas son familiares. Comemos en McDonald's y luego hacemos una ronda de visitas a parientes de Lolita. La gente me saluda con un apretón de mano pero como por descuido y muchos -con una mezcla de reserva y orgullo- no me miran a los ojos. De pronto, un indio me pregunta de qué tribu o de qué clan soy, mirándome fijamente y como diciéndome que si no soy india no sabe por qué estoy aquí. Agradecida de mis antepasados respondo que llevo algo de sangre Mapuche, del sur de Sudamérica... y, claro, también sangre española. Otro dice con un asomo de ironía que hay una veta de sangre española entre ellos, puesto que en algún momento tuvieron que llevarse a las mujeres y los niños de los españoles que habían derrotado en el combate. Fueron los españoles quienes les dieron el nombre de Navajos dicen -expresión que significaba maleante, ladrón o bárbaro- porque ellos fueron indios renegados y pendencieros. Llega la segunda noche y esta vez duermo en el sofá de la sala, en un trailer perteneciente a Paul y Lolita rodeado de vehículos inservibles y una variedad de repuestos mecánicos.

Llega la mañana. Seguimos camino. Nos alejamos de la parte poblada de la Reserva para adentrarnos en el desierto y ascender entre los cerros. Durante el trayecto todavía paramos cada cierto rato a saludar a familiares y conocidos –la mayoría ancianos que nunca han querido dejar los montes y el desierto. Uno de ellos resulta ser Huck Greyeyes, un viejito que conocí años antes cuando fue a Nueva York a representar a los Navajos ante las Naciones Unidas en una conferencia internacional sobre pueblos autóctonos. Más tarde, a la hora de la recepción de clausura, Huck se había acercado a pedirme muy digna y discretamente información sobre las comidas y bebidas que venían en las bandejas plateadas cargadas por garzones distantes vestidos de etiqueta. El anciano no se resolvió a probar mucho alimento sino que optó, con mucha curiosidad, por probar el vino. Ya después de la primera copa se puso muy dicharachero y por algún motivo me habló del temor. Me explicó que el temor es como un perro que se queda con nosotros mientras le conviene. Para deshacerse del temor hay que dejar de atenderlo. Un día cualquiera, uno decide llamar a sus perros y los alimenta a todos, menos a él. Al día siguiente tampoco se alimenta al temor y así se sigue, hasta que el perro se marcha en busca de otro amo. Me alegro de volver a ver a Huck Greyeyes, pero el no se acuerda de mí o de la conversación en Nueva York.


Después de muchas horas de viaje por caminos de tierra que serpentea, sube y baja, llegamos a la casa de Pauline, pero ella no está y hay que esperar. Entramos a la casa, una sola habitación de cemento con una ventana en cada muro y una puerta de cara al este. Allí tiene todas sus pertenencias. Hay dos camas en muros opuestos. De las paredes cuelgan collares de cuentas de turquesa, plata y coral. Al centro del cuarto está la mesa de comer, más allá la cocina a gas licuado, un recipiente y un contenedor de agua. En la parte posterior del cuarto hay un ropero de dos cuerpos y con espejo. Algo escondidas por el mueble y apoyadas en la pared hay una escopeta, arco y flechas.

Comienza a oscurecer cuando llega la matriarca. Veo su figura reducida a lo esencial que se acerca con paso empecinado. Por el camino viene gesticulando y hablándonos en su idioma. Por algunos comentarios de Lolita y Paul entiendo que viene diciendo que las ovejas y las cabras se le han escapado y andan extraviadas desde hace días. Los perros que salieron a buscarlas tampoco han vuelto. Dándole un manotazo al aire agrega que hacen día que anda rastreando a las bestias pero que no encuentra huellas fidedignas. La abuela finalmente llega hasta nosotros y saluda a todo el mundo. Soy la última en recibir su saludo. Pauline me da la mano con una mirada que me cala hasta los huesos. Cuando Lolita y Paul le hacen entrega de mis obsequios, mira todo y hace algunos comentarios con sobrio aprecio. Luego me dice por medio de Lolita que me agradece la comida y el agua. Agrega que las otras cosas no son importantes para ella. Tampoco lo es el dinero, agrega. Quiere que yo sepa que es pobre, pero esa es la vida que ha elegido. Me aclara que Washington nunca la convencerá de que deje los cerros y sus rebaños para irse a las áreas pobladas, donde podría tener más servicios, pero donde también sería más controlada e infeliz. Me dice que a veces no tiene qué comer y que debe caminar cinco millas para conseguir un plato de comida donde la vecina más cercana, pero concluye que considera que ese es un precio bajo por su libertad. Aprecio la franqueza de Pauline y desde ese atardecer comienzo a respetarla.


Mientras las mujeres preparan la comida me quedo dormida profundamente. En la mitad de la noche despierto, sin saber dónde, sintiendo que mi pié roza algo peludo. Me incorporo alarmada y recordando donde estoy descubro a mis pies la cabeza de la nieta de Lolita, que duerme. Más allá duerme su hermanito Marcus, Lolita y Pauline. Miro por la ventana. Afuera la luna alumbra el desierto. Sentado en la camioneta duerme Paul.

A la mañana siguiente la pareja y los niños parten de vuelta a Phoenix. Al despedirse me dicen que si hace falta los llame desde mi teléfono móvil y, que volverán a buscarme en siete días. Al verlos partir siento que se me aprieta el corazón y tan pronto se van descubro que mi teléfono celular no funciona en aquel lugar. Aquí quedamos lejos de todo, solas, la matriarca Pauline y yo.


Aun no descifro del todo los sentimientos e impresiones de los días que siguen. Basta con decir que los dos primeros días más de una vez he derramado lágrimas a escondidas de la matriarca contando las horas que me quedan para partir. Cada vez que voy a la letrina me desoriento y me pierdo en el paisaje desértico que, aunque vacío, es extrañamente cambiante. Pero subsisto. Aprendo a establecer referencias. Una camioneta roja volteada, una choza o un árbol seco y retorcido que apunta hacia la letrina me ayudan. El eje de mi subsistencia es la intención con que he venido a este lugar. He venido a observar y a tratar de comprender mi admiración por los indios y con eso a aprender algo de mí. Una constante en mis días es el trabajo con la Fuerza vital, las notas que tomo y el estudio de La Mirada Interna. Esto lo hago después de los quehaceres matutinos y hasta el medio día, cuando la sombra del árbol bajo el que me siento se reduce a nada. Entonces Pauline, que siempre sale en la mañana, vuelve y nos guardamos en la casita hasta las cuatro o cinco de la tarde para capear las horas de más calor. Allí comemos y nos distraemos matando moscas. A veces la abuela hila la lana de sus ovejas o hila cuentas mientras yo tomo fotos de la esquina de un mueble, de la expresión concentrada de la matriarca o de las largas tiras de carne salada que cuelgan a modo de cortinas de la ventana que está al lado de mi cama. En las tardes cuando el sol cede, la anciana y yo llevamos al rebaño de ovejas y a los perros -que han vuelto el segundo día- a beber agua y a rastrear a las cabras que siguen extraviadas. Yo sigo las instrucciones y órdenes de la anciana dócilmente. A las horas de comida ella se sirve primero y después me ofrece comida. En la mesa no hay tenedores. Hay solo un cuchillo con el que nunca debo ensartar la carne sino que, como ella, debo cortarla con el filo y comerla con una mano. Pauline, a menudo me rezonga porque no conozco las labores del campo y porque no sé conducirme en el desierto. Pero yo no siento enojo ni autocompasión y la ayudo en lo que puedo. La matriarca nunca me pide que haga algo que ella misma no haría, ni me fuerza a seguir cuando nota que estoy rendida. Yo sé que aquí no tengo control de las cosas, ni pretendo tenerlo, pero cuando salimos a hacer alguna labor sin yo saber a donde vamos ni hasta cuando caminaremos y siento que desfallezco bajo el sol abrasador, algo ocurre. Descubro que siempre hay en mí una reserva de energía y disposición para seguir. Sobrepaso mis límites. Con los días voy deshaciéndome de lo que no sirve en el desierto y a conservar solo lo imprescindible. Comienzo a ver la conveniencia de caminar liviana.

Una mañana, despierto comprendiendo que he venido a este lugar remoto a conocer en carne y hueso a la anciana de mi trabajo interno. He comenzado a vestir como la matriarca, con largas faldas y holgadas, zapatos firmes y sombrero de paja de ala ancha. Duermo vestida como Pauline lo hace y también como ella, suprimo la ropa interior para poder encuclillarme a la orilla del camino a hacer mis necesidades cuando estamos lejos de la casa –las que ella me enseña a cubrir para esconder mis huellas de algunas bestias. Debemos vernos cómicas juntas: la abuela adelante, caminando a paso contundente y yo detrás con mi vestimenta seudo Navajo, con la cara untada en bloqueador solar, y a falta de mantequilla de cacao que olvidé en Nueva York, con los labios bien pintados para protegérmelos del sol. La abuela camina examinando las cosas y sobre todo el suelo, tomando nota de toda huella de animal y hombre. Poco a poco, aprendo a distinguir en la tierra rojiza las huellas de cabra, de las de oveja, las de vaca y las del coyote circunspecto con que me cruzo varias veces. Comienzo a hacer el trabajo de la Fuerza con los ojos entornados. ¿Para qué cerrarlos? Hago mi trabajo, como hace Pauline en el camino, observando todo movimiento interno y externo, conciente de que son manifestación de lo mismo. Sospecho que lo interno se vuelca hacia afuera y lo externo, hacia adentro, o tal vez, que se comienza a fundir el límite entre los dos ámbitos para convertirse en uno solo.

Transcurren los días y entre Pauline y yo hay momentos de comunicación, de humor y hasta de velado afecto. Un atardecer la abuela se queda dormida sobre una litera en el patio, ronroneando como un gato mientras le masajeo el cuerpo añoso. Pero no he de engañarme con la apariencia de ese cuerpo reducido a lo mínimo. En esos días he de tener amplia oportunidad de apreciar la entereza de la matriarca y de su fuerza interior.


Un día Pauline me enseña las huellas de puma afuera de sus guaridas mientras nos ocultamos de un toro que está a una distancia peligrosa de nosotras. El animal nos busca. El hombre-vaca, como le llama ella, nos percibe sin poder vernos, caminando lentamente, azotando la cola, husmeando y escudriñando su alrededor. El territorio de los pumas es relativamente seguro, ya que los felinos no salen hasta el anochecer y Pauline sabe que el toro no se aventuraría a buscarnos donde estamos. Esperamos cerca de las cuevas hasta que el toro desiste. Entonces podemos escapar. La anciana comienza a correr y a saltar zanjas de arena y roca -asustada y a la vez divertida. Apuntando al sol que comienza a bajar, me susurra que corra porque los gatos grandes saldrán luego. Yo corro detrás de la matriarca, preguntándome qué hago en el desierto. Días después, Pauline vuelve del campo moviendo la cabeza con desaprobación, diciéndome con una mezcla de navajo, inglés y señales que ha encontrado huellas de cabra y puma juntas y revueltas. Ya no hay esperanzas, los pumas se han comido a las cabras. Ya no saldremos más a rastrearlas. En su plegaria del atardecer increpa al sol por no haberle iluminado los sentidos para encontrar a sus animales a tiempo. Ahora habrá que comenzar a rastrear a las vacas que se han extraviado el día anterior.

El tiempo pasa y el último día de mi visita llega pero no sin un último incidente. La tarde anterior los perros han llevado a las ovejas a tomar agua y uno de los corderos ha vuelto con una pata rota. El animal hace a las hembras rezagarse y esto a la matriarca no le gusta. Esa tarde, antes que se entre el sol, llegan en una camioneta dos adolescentes nietos de Pauline que viven a unos veinte minutos de camino. Como de costumbre no entiendo lo que se dice entre ellos, pero al cabo de un rato los muchachos parten a la pesebrera y vuelven con el cordero maneado, mientras la abuela entra a la casa y vuelve al patio con cuchillos y otros implementos. El sacrificio del cordero se hace bajo un árbol. Los adolescentes, que no parecen estar en un estado de ánimo particular, echan al animal sorprendentemente sosegado sobre ramas de junípero que rellenan una zanja cavada en forma de recipiente. Luego, mientras uno estira y sujeta el cogote del animal, el otro hace un corte largo, rápido y limpio. Luego, el muchacho ensarta la punta del cuchillo en la garganta en busca de la espina dorsal del animal y la parte. El cordero patalea unos breves instantes, luego se desangra rápidamente y muere. No tengo concepto del tiempo pero me parece que aunque todo ha durado escasos minutos, mucho ha pasado, sobre todo con mi creencia de que el espectáculo me iba a hacer desmayar o vomitar. Los muchachos, que antes de asestar el golpe de gracia han pedido disculpas al animal con sonrisas suaves, ahora se retiran dándome una mirada maliciosa. Pauline me entrega un delantal y se pone el suyo. En las últimas luces fucsia y anaranjadas del día y luego alumbradas por una linterna que cuelga de un árbol, faenamos al cordero mientras su cabeza cercenada se asa en un fogón que la matriarca me ha ordenado prender y que, según dice ella, ha quedado muy mal hecho. Como de costumbre, hago todo lo que me indica la abuela cuya experiencia ciertamente infunde confianza. Tiro vigorosamente del cuero para que ella pueda despegarlo del músculo. Separo las patas traseras y las delanteras del animal, tensándolas para que Pauline parta con un corte vertical el frente del cuerpo. Recibo y sujeto el estomago inflado, los intestinos y demás órganos, que voy acomodando según instrucciones, sobre el cuero o colgándolos de las ramas del árbol de sacrificios y, como ella, opero con un sentido práctico y desapasionado que casi me sorprende.

Al partir con Lolita y Paul de vuelta a Phoenix la viejita y yo nos abrazamos por primera vez. Yo le beso las manos y la cara curtida. Ella me pide que ruegue por los Navajos y por la lluvia. Yo resuelvo que demás de orar le mandaré cada cierto tiempo dinero a la matriarca para que compre su agua. Esto tampoco lo digo, pero parto con el compromiso renovado de hacer que en mi vida, en la vida de otros y en el mundo, el espíritu vuelva a ser fuerte, como dice Pauline.


Al alejarme de los montes voy pensando que la matriarca representa un estilo de vida que tiene su lugar en este mundo pero que está en peligro de desaparecer. Lo sabemos ella, yo, y lo saben todos. Lo he visto comenzar a desaparecer en alguna gente de la reserva y aun aquí en los montes. Lo he oído con Pauline, mitad en Navajo y mitad en inglés, en el viejo radio a pilas a la hora de comida. Que las drogas y el alcohol, que la violencia familiar, que el dinero, sí, sobre todo el dinero. Ya nadie escucha al espíritu, ha rezongado la matriarca. ¡Están poniéndose todos locos como en Washington! Quieren autos grandes, quieren muchas películas, quieren televisores grandes, quieren dinero. ¡Y adentro están cada vez más pobres! Pero tengo oportunidad de observar que, si bien la crisis del mundo ya se infiltra en la reserva, el sentido de lo sagrado aun persiste entre muchos Navajos. Al bajar los cerros y volver a Tuba City se me invita a una ceremonia oficiada por una tía abuela de Lolita, una curandera de ochenta y seis años. Como única condición, se me pide que no revele de ninguna forma lo que allí acontezca. Terminada la ceremonia manifiesto a uno de los asistentes, un indio grande y cuarentón, mi deseo de retribuir con una ceremonia siloista. El hombre se dirige a las mujeres y les transmite mi ofrecimiento en inglés. Luego, una de las mujeres se dirige a la curandera para traducir mi mensaje al navajo. Después de un momento de reflexión, la anciana dice *ou* que significa, sí. Entonces, se produce una ola de preparativos para que el indio y yo hagamos la ceremonia de la Fuerza en inglés y navajo. Al concluir, los indios permanecen un largo rato en sobrio silencio. Pero luego, cuando nos sentamos a comer una mujer dice en tono divertido que no ha experimentado el pasaje de la Fuerza, pero que se ha relajado tanto que casi se peda. Un hombre añade divertido que adivina lo que ha pedido el compadre que tenía sentado al frente a juzgar por la cara de sinvergüenza que tenía... Todos reímos.


Lolita y Paul me llevan al aeropuerto. Parto de vuelta a Nueva York, despego de este lugar a la vez crudo y cómico, aterrador y travieso, adonde ahora comprendo que he venido a hacer un recorrido del territorio de mi propia conciencia.

*Cordillera*
*tajada de enigmas*
*cuéntame tu secreto*
*que vengo arrimándome a tu entraña*
*con la frente suave*
*y los ojos volados de luz*
*y aire.*

*Altura enclavada*
*que me ablandas los días*
*con tu verdad innegable.*
*Háblame.*

*Pero*
*¿Es tu perfil o el mío el que invoco replegada y pequeña?*

*¿Somos sólo duro monte agarrado a la tierra?*
*¿o somos también cosa ingrávida y danzante?*

*Creo que comprendo.*
*Somos tersa ladera y escarpa arrugada*
*almacén de sucesos y paisajes.*

*Creo que veo.*
*En nosotras se refleja el mundo*
*y lo proyectamos.*
*Sin ser afuera más que adentro*
*somos mosaicos del universo.*

*Y somos bellas enamoradas*

*de la posibilidad de amar*
*a la espera.*

*Atisbando y empinadas*
*a la espera.*

*Desplegadas y tímidas*
*a la espera.*

*Enamoradas*
*consecuentes*
*alertas*
*con falda de ruedo*
*bordado de piedra espuma*
*musgo de primavera.*

*Somos una que clama*
*la llegada*
*de la comunión verdadera.*

# PUNTA DE VACAS

## (viaje a la altura)

Parto de Nueva York en primavera, físicamente registrada, mi identidad verificada y también mi derecho a moverme por el planeta, clasificada de acuerdo a una escala de posibilidades de que sea terrorista y vuelta a ser registrada antes de partir. Parto en un viaje que incluirá aviones, autos y trayectos a pié. Seré una entre muchos que convergen en un mismo punto desde los cuatro rincones del mundo. En el avión me encuentro con dos amigos que también van al viaje y con ellos hago las doce horas de vuelo al sur.

Ascendemos la cordillera de Los Andes en autos y buses repletos, desde Chile y Argentina, mimetizados con camiones cargados de mercancía, por las espirales del camino sin borde, escalando el muro de roca desnuda, allí, donde se hace más vertical y reconcentrada, al sur de Sudamérica -al final del mundo. Aquí es otoño y ya oscurece cuando aparece un galpón a un lado del camino, casi tragado por el paisaje adusto que nos circunda desentendido de pequeñeces. Tan insignificante es aquel galpón que muchos pasan sin verlo, pero afuera hay letreros advirtiendo que se trata del puesto fronterizo y que hay que parar. La estructura contiene dos casetas -la aduana chilena y la aduana argentina- casetas idénticas cuyo único distintivo es el emblema patrio del país correspondiente. Adentro del galpón hay que hacer esfuerzos para recordar que todavía no tenemos libre albedrío. El puesto está colmado de peregrinos que ordenadamente pasan con pasaportes de variados colores por las dos casetas, muchas veces teniendo que desandar los diez metros recién recorridos entre una y otra, para conseguir algún timbre olvidado por las autoridades del país vecino. Los camiones que llevan las cinco o seis banderas del tratado de comercio internacional pasan con su carga por sin parar. Hechos los trámites de aduanas volvemos al camino que ahora se hace más liso y abierto, dispersándonos hacia los distintos pueblitos en que hemos de alojar las cuatro próximas noches. Llego con mis compañeros de viaje a Los Penitentes, un grupo de edificaciones casi fantasmas que bordean el camino. El pueblito está a oscuras y nos tenemos que ayudar de los faros de los vehículos para ubicar nuestro hotel. Afuera, hay dos meseros de largo delantal oscuro, camisa blanca y corbatín, que fuman cigarrillos y nos explican que hace mucho rato que se ha ido la luz; algo que aquí ocurre raramente y por corto tiempo. Adentro, las computadoras no funcionan y los hoteleros detrás de mostradores alumbrados con velas, deben confiar en nuestra palabra asegurándoles que tenemos reservas y de que pagaremos al final de nuestra estadía. Luego nos llevan a las habitaciones sin calefacción ni agua y nos dejan con una vela encendida, pidiéndonos que no nos quedemos dormidos sin apagarla. Suerte que hay luna llena. Algunos no podemos irnos a dormir tan pronto y volvemos a salir en los autos a dar una vuelta por el paisaje de montes de azabache ribeteados del fulgor plateado de la luna. A pocos kilómetros, a la vuelta de La Curva del Tiempo, se presenta el complejo de estructuras como una aparición de otros mundos; el alto monolito de acero pulido, la fuente de agua tranquila, el mirador empinado, el umbral y sobre todo, el domo blanco, casi un casco mongol gigante con penacho de banderillas anaranjadas, que espera paciente el arribo de los peregrinos. Aquí estaremos los próximos tres días, recorriendo tanto el recinto enclavado entre estas montañas majestuosas, como también nuestro recinto interno, asentado en un paisaje tan inmenso y enigmático como el que externamente nos rodea. Miramos extasiados lo que ha de ser. Mañana será otro día, mi primer día en el Parque Punta de Vacas, al sur de Sudamérica.

El primer día llega y parte rápido. Paso la mayor parte de la jornada al borde del camino. Me he ofrecido de voluntaria para recibir al gentío que llega con ojos sensibles y corazones abiertos como alas de mariposa. Junto a otros voluntarios, debo velar por la seguridad de quienes sin querer se interponen ante los grandes vehículos que giran o retroceder para ir a estacionarse en otro sitio. Pronto llegan los gendarmes a dirigir el tránsito estancado y hasta los guardias de un vecino que desaprobando el evento -ignorante de sus dimensiones y su alcance- ha bloqueado el área de estacionamiento. Pero, los peregrinos que llegan no prestan atención a los uniformados, sino que bajan de los vehículos y buscan el distintivo de los voluntarios, un disco de color naranja en el pecho con la palabra Ayuda, dispuestos a atender a nuestras instrucciones después de un abrazo o un beso de saludo. Desde el camino veo a los peregrinos que transitan por distintas partes del parque encontrándose con conocidos o iniciando nuevas amistades. A lo lejos diviso el monolito y la blanca cúpula de la sala de ceremonias. Ocasionalmente hago un paréntesis en mi labor para hacer tomas de video de los montes majestuosos o de personas solitarias que contemplan la escena desde lejos. Cada cierto rato, llegan las palabras de algún poema difuminadas en el aire y también los sones de instrumentos de aire andinos y tibetanos. El sol arrecia y comienza a picarme a través de la ropa y de los botines entierrados.

Terminado mi turno finalmente entro al parque y me dirijo a una de las edificaciones donde puedo comprar algo de comer y beber. El lugar es como una colmena que disfruta de si misma. Más abajo hay mesas también llenas de gente de varias razas y nacionalidades que conversan mientras niños de todas edades revolotean alrededor. Veo como mi individualidad, el espacio entre el "yo" y el "otros", comienza a disminuir mientras sorbo café. Las montañas están contentas con nuestra visita y la gente es una con las montañas...

Entonces aparece el Maestro que ya he divisado en varios lugares dando abrazos de bienvenida a todo el que lo desea. Viene a hacer un saludo general y a confirmar lo que ya vamos descubriendo: este lugar, con su paisaje y sus estructuras, es un pretexto para el recorrido de nuestro paisaje interno y de nuestras vidas, con sus aciertos y desaciertos, con sus temores y esperanzas. Conviene que estos días, al volver a nuestros lugares de alojamiento, tomemos notas de los pensamientos que surjan, de las imágenes que broten de nuestros corazones y de los sueños que tengamos, porque la inspiración también puede abrirse camino entre los sueños, dice.

Ya se levanta el frío viento de la tarde en esta encrucijada de cordones montañosos, valles y ríos. Es hora de partir a nuestros refugios.

El segundo día llego atrasada al Parque después de terminar de traducir al inglés un material que debe ser enviado por Internet a otras partes del mundo. Allí me encuentro con que ya ha concluido la inauguración del domo blanco, la Sala de Ceremonias. No es primera vez en la vida que me pierdo algo importante y siempre que ha ocurrido he quedado con una amarga sensación de pérdida. Tal vez hoy sería mejor persona de haber presenciado esos eventos. Tal vez hoy sería más sabia de haber experimentado el beneficio de aquellos sucesos. ¡Otra esperanza trunca! La angustia me hinca el corazón y me saltan las lágrimas en un arranque de autocompasión. Entre mis lágrimas veo amigos que se acercan a consolarme con abrazos y sorbos de yerba mate. Me dicen que la ceremonia ha estado magnífica, pero también me recuerdan que es la primera de muchas ceremonias que habrá este día. Logro reconfortarme y parto a recorrer el parque mientras en algún lugar comienza otra Ceremonia que oigo por los altoparlantes instalados en todo el parque. Veo grupos de jóvenes de pie o sentados en la tierra que se mecen con los ojos suavemente cerrados y me conmueve la quietud y la intimidad que comparten. Los pasos me llevan hasta el Monolito, aquel cilindro brillante que abrazo un largo rato mirando hacia la punta convertida en un cono que parece penetrar los cielos. Recreo la ceremonia perdida y hago votos por que nunca deje de animar mi vida ese soplo que puja por nuestra comprensión y nuestra libertad. Fluyen nuevamente las lágrimas y seguirán fluyendo a intervalos el resto del día pero ya no de amargura sino de contento y, con los ojos anegados sin poder ni querer ver, sin importarme a quién, abrazo, abrazo y abrazo a otros. Retomo mi paseo y aparece la Fuente de Agua donde presencio la Ceremonia de Matrimonio de una pareja ruborizada que define su amor y su mutuo compromiso con sus propias palabras, regocijando y contagiando de inspiración a los asistentes. Entre risas y bromas, comienzan a postularse algunos para repetir la Ceremonia hasta que a alguien se le ocurre que es mejor cortar por lo sano y casarnos todos y tener muchos, muchos niños.

Hacia el final de la jornada me entero de que también me he perdido la Ceremonia de Muerte y esparcimiento de las cenizas de una amiga que ha partido hacen algunos meses. Pero algo he aprendido hoy: la Ceremonia ya se va albergando en mi interior y puedo invocarla en todos lados y en cualquier momento.


Llega el último día de mi peregrinaje a Punta de Vacas. Hoy he despertado serena y suavemente despierta, relajadamente concentrada. Mi energía se sitúa más bien en la cabeza y no tanto en el corazón como el día anterior. Entro por primera vez a la Sala de Ceremonias. Adentro, el domo todavía sin pintar ha sido habilitado con asientos para ser usado. Por las cuatro puertas entran y salen personas y grupos de gente. Allí, como en otros lugares del Parque, hay personas replegadas que transitan por el interior de su ser en búsqueda del reencuentro con lo innombrable, con lo que no lleva sellos efímeros, ni tiene límites, con aquello que no tiene principio ni fin. Cierro mis ojos pero la Fuerza de lo que me rodea se impone. Observo calladamente a una familia abrazada que forma un círculo al centro de la sala. El silencio es ocasionalmente interrumpido por alguna palabra suave, ya del padre, ya de una hija, ya de la madre. El grupo parece mecerse a un compás imperceptible durante un largo instante. Al cabo de un rato salgo. Desde afuera, los picos de nieves eternas contemplan arrobados, como testigos y guardianes de lo que allí acontece.


La Ermita donde moró el Maestro hace ya cuarenta años, se encuentra en la parte posterior del Monte Sacro y ha sido trasladada piedra por piedra desde su lugar original, al otro lado del río Cuevas. Afuera, una niña de no más de doce años, con su disco de Ayuda en el pecho, cumple con orgullo y en silencio la labor de permitir la entrada a no más de cinco peregrinos a por vez. Adentro se respira quietud. Sobre el suelo de tierra, una roca en cada esquina sirve de asiento a personas que se ven humildes iluminados por los rayos de sol y la fresca brisa que se filtra entre las pesadas piedras pintadas de cal. Allí también está ocurriendo el milagro del reencuentro con lo Profundo. Allí también se siente el portento de la vida capaz de saltar por sobre la muerte.


Exactamente a las doce del día bajo un sol vertical habla el Maestro. Yo, entre la multitud, traduzco al inglés para algunos que están cerca de mí las palabras que parecen brotar de mi propia conciencia. El Maestro habla de la diferencia entre la superación del dolor físico, que depende del concurso de la justicia y la ciencia, y la superación del sufrimiento mental que no obedece a dichos avances. Añade que si bien consideramos el sostenido empeño por superar el dolor físico como la mejor de las causas, la superación del sufrimiento mental ha sido desde un principio la imagen rectora de nuestra actividad personal y en el mundo. Nuestra misión es Humanizar la Tierra y no nos excluirnos de las obligaciones que reclamamos de otros, por eso hoy hacemos un alto en el camino para reflexionar sobre el sentido de nuestra existencia, con el propósito de encontrar la Fuerza que alimente nuestro avance en este mundo alterado y violento. Luego, el Maestro propone la Reconciliación como paso superior al olvido, que no existe, y al perdón, en el que una de las partes debe ubicarse en una altura moral superior, mientras que la otra debe humillarse ante quien perdona. Dicha Reconciliación, dice, es un acto personal e intencional de quien desea alejarse del resentimiento y la violencia hacia si mismo y hacia los demás. Este es un acto que no precisa de la reciprocidad ni garantiza el que otros salgan de su propio círculo vicioso. El maestro proclama que reconciliarse es proponerse no pasar dos veces por el mismo camino sino que reparar doblemente los daños que hemos producido, sin esperar que otros hagan lo mismo. Este es un acto que hecho con sinceridad demuestra una disposición para transformar profundamente la propia vida.

Y allí quedo. Las palabras con que concluye Silo su charla me rebasan y desintegran mi capacidad de traducir, oficio con el que me gano la vida en Nueva York y al que volveré después de este viaje y es que las palabras del maestro brotan desde lo Profundo, como saetas certeras que iluminan el paisaje, en su vertiginoso vuelo hacia el centro de mi conciencia.

La ciudad escondida se ha revelado y ha quedado impregnada de humanidad. En un acto de comunión exquisita ha entrado por nuestros ojos para reflejarse en nuestros corazones y allí permanecer. Ya es hora de partir a nuestras ciudades y pueblos, a nuestra vida cotidiana, con la frente y las manos luminosas; a contar a otros que una vida mejor es posible.

CIERRE

# EL PRIMER DIA

(año 2010)

Esta mañana Manuel despierta hastiado de lo que ha sido su vida durante milenios; una vida de obediencia, conformismo y repetición. Amanece contento. Ocurre que durante el sueño ha recordado otra forma de ser y estar. Despierta con ganas irresistibles de volver a ser dios. Se baja de la cama y ya cuando se dirige al baño descubre que cuenta con varios sentidos que hasta anoche no recordaba tener y, por poco destruye toda una galaxia, al retener el aire para atender al ritmo de la respiración del gato dormido adentro de algún closet. Entra al baño pero vuelve a salir de inmediato conmovido por el agobio con que la vecina revuelve su taza de café. Manuel sale del departamento y toca la puerta de la mujer. Lo hace por pura formalidad ya que bien pudiera atravesar el muro que los separa. La puerta se abre.

-Buenos días- saluda Manuel con una sonrisa jovial entrando en pijamas al departamento de la vecina, sin esperar que esta lo haga pasar y sin reparar en que nunca antes han cruzado palabra.
-Buenos días... ¿en qué puedo servirle?- responde la vecina en camisa de dormir, tratando de disimular su desconcierto mientras cierra la puerta y sigue a Manuel hasta la cocina. Allí éste se voltea y sin más preámbulos encara a su vecina.
-Isis, cánsate ya de tus lamentaciones, mira que no me dejas concentrar en lo que tengo que hacer- Y contento con el nombre que

le acababa de dar a la mujer, continúa. -Mira, te vengo a proponer que reconozcas de una vez por todas que eres Diosa y no lo digo porque te dieron el ascenso que tanto esperabas en el trabajo, sino porque veo que el universo entero está esperando que despiertes. Yo mismo he despertado hoy reconociendo mis responsabilidades. Isis, ¿qué te parece si empezamos hoy mismo? Anda, dime.

-Mercurio- responde la mujer, recordando el nombre de su vecino. Ese universo del que hablas no es asunto mío, cuenta con todo lo que necesita para decidir su propio destino. Mira, yo tengo cosas que atender. Tengo una carrera profesional que necesita de mi tiempo y mi dedicación. Hay otros asuntos importantes que tengo entre manos. No, por ahora no puedo ocuparme de universos distantes.
-Pero estas triste Isis, comprende, ¡si no dejas ir tu tristeza me voy a tener que cambiar de casa!- responde Mercurio estrechándole las manos a su vecina.

Isis mira al Dios empecinadamente. Argumenta en su interior que lo que haga Mercurio no le incumbe. Pero a pesar de sus argumentos reconoce que se miente. Está recordando, como un objeto extraviado que inesperadamente se encuentra cuando se anda en busca otro, las consecuencias que sus actos han producido en los demás y el efecto de los actos de aquellos en su propia vida. Resuelve alargar la visita unos minutos más.
-Está bien. Vete al baño, dice ahora sintiendo en su propia vejiga la necesidad que tiene el Dios de orinar. Luego nos tomamos una taza de café y me cuentas qué propones.

Cuando Mercurio vuelve del baño se encuentra con Quetzalcoatl equipado del estanque de fumigar cucarachas que ha utilizado durante muchos años para ganarse el pan. Isis y él conversan sobre su inminente cambio de oficio y en su entusiasmo el Dios acciona el pistón del aparato fumigador lanzando al aire un rocío que concerta en la cocina mil colores, sonidos y texturas, tiempos y espacios y, en ese plano se sientan los tres dioses a conferenciar.
Pronto todo queda resuelto. Cada deidad parte a hacer lo suyo. Quetzalcoatl se retira por la ventana, emprendiendo vuelo para comenzar a rosear una nueva realidad sobre ciudades y campos y especialmente, sobre la conciencia humana. Mercurio cruza el muro

hacia su departamento para hacerse de algunos implementos que va a necesitar. Isis se va al baño y mientras se ducha se encarga de que comience la primavera.

El tren del metro está lleno como toda mañana de semana laboral y, como siempre, los pasajeros conversan telepáticamente sin comprenderse mientras pasan los ojos por párrafos y renglones del diario o de algún libro. Varios miran los carteles publicitarios que, también como siempre, se desintegran al contacto de sus ojos sin ellos notarlo. Pero esa mañana hay una especial efervescencia. Dioses conocidos y desconocidos mezclados con la gente entran y salen de los vagones. El tren llega a una estación y en el tumulto entra Dionisio que se dirige directamente a una mujer sentada con la cabeza vuelta hacia la ventana y los ojos cerrados.

-¡Aja, al fin te encuentro, hembra!- dice Dionisio con un vozarrón sarcástico. Mira que te he buscado por cielo y tierra y bien que te has ocultado tiñendo al mundo entero con tu mortificación. La diosa sin dar señas de sentirse aludida intenta retirarse perdiendo consistencia hasta comenzar a tornarse transparente.

-No te vayas Pandora… fue una torpeza. ¡Fue un error!- Dionisio apela agarrándole una muñeca mientras mira a su alrededor buscando ayuda.

En sus asientos, los pasajeros comienzan a dejar sus diversas formas de ensimismamiento como si salieran de un sueño. Comprenden que el asunto les atañe, pero viendo que no van a ser suficientes para detener a la diosa que ya parte, se adentran hasta donde guardan a sus enemigos y rompen sus cadenas. El tren se detiene para que los liberados entren al vagón a sumarse al gentío tenso y silencioso que se ha formado alrededor de los dioses. Entonces Pandora recapacita. La diosa abre sus ojos y le da la cara a Dionisio, penetrándolo con una mirada fuerte, cálida y serena, que envuelve al Dios en un torbellino de júbilo. El abrazo de los dioses es sentido en toda la tierra y alcanza hasta a Zeus. Después de una primavera que ha durado pocas horas hace su entrada el verano.

Son las doce del día, la noche está oscura como el carbón y está preñada de estrellas que titilan alrededor un intenso sol. La catedral abre sus grandes puertas y exhala un vaho frígido de siglos que se solidifica frente a la fachada tomando la forma de un alto cilindro de hielo delicioso. Algunos transeúntes desnudos se detienen para posar tiernamente sus frentes y sus mejillas sudadas sobre el helado monolito. Más allá en la avenida, alertados por alguien, comienza a subir un ejercito de policías a caballo en dirección a la catedral. Pero los potros, que están encabritados y difíciles de controlar paran súbitamente dando brincos nerviosos; parecen sentir en las patas el pulso de la tierra y lo primoroso de aquel día. Los animales se rehúsan a seguir y sacudiéndose a los jinetes del lomo van echándose uno a uno al medio de la calle. Hay una congestión descomunal. Los uniformados ahora parados en el camino parecen desconcertados frente a la mirada de los peatones. Están a la misma altura de los civiles y se sienten desnudos. Les pesan las armas y se les desintegran los motivos. ¿Dónde está el enemigo? Más arriba en la avenida, afuera de la catedral, el cilindro de hielo desaparece lamido por la gente con regocijo.

Ya son las doce de la noche y llega la aurora. Comienzan a salir las primeras personas de sus casas para admirar los contornos de la isla de Manhattan que ha vuelto a su condición original. Todo es esteros, ríos, cerros rocosos y suaves lomas nuevas, entre las que ahora los rascacielos se acomodan a distintos niveles, convirtiendo en vecinos a gente que hasta ayer vivía en barrios inconexos. Los madrugadores se van a los bosques, se acercan a la orilla del río y atisban en la lejanía aguardando. Los dioses no se hacen esperar. Llegan por un río cuajado de rosas en naves de colores sin nombre. Desde una nube desciende Durga montada en el lomo de un león. De la luna se descuelga un hilo de plata por donde baja la Virgen de Guadalupe. Ya comienza el jolgorio. Inti y Ra llegan a la fiesta vestidos, tocados y calzados de oro. Sus túnicas confeccionadas de mil láminas circulares, pequeñas y leves, tiritan y titilan al compás de los dioses que bailan. Ya se ve que este día nadie va a ir al trabajo. Tampoco irán al supermercado o al cajero automático. Les aburrirá la bolsa de valores y las novelas en la TV. Se vestirán por costumbre y con Aporo, para salir a recibir el nuevo mundo. Por un callejón se ve pasar a la maquinaria de ilusiones perdiendo ímpetu. El armatoste ya comienza a carraspear y a destartalarse. Sus inmensas ruedas del placer y del sufrimiento van desprendiéndose y tamborilean hasta quedar inertes a la orilla del camino.


Mientras tanto, en la otra mitad del mundo donde las cosas son al revés, allí donde comienza el verano en diciembre, donde el remolino de agua gira hacia la izquierda, donde se comienza viejo y se termina niño y donde el gigante centinela de piedra monta guardia sobre un costado, ahí todo vuelve a la normalidad. Ya se despiertan todos sin nostalgia por los dioses de antaño y despiertan profundamente humanos. El futuro ha llegado. Aparecen los lagos extraviados, los volcanes desean dormir siesta y los animales grandes y pequeños, todas las aves y el cóndor, siguen siendo como siempre fueron.

Allí, al sur del sur, casi al final del cordón montañoso, la tierra deja de temblar. Alejada de los países y de sus gobiernos, la ciudad escondida asciende y se materializa entre los soberbios pliegues de los montes. Desde hace varias semanas ha venido llegando a la cordillera gente de los rincones más lejanos del planeta. Los millares de peregrinos llegan sin ensueños, sin esperanzas ni temores. Y llegan contentos. Vienen a reconciliarse y más. Vienen a transformarse y más. Vienen a nacer y a no morir jamás. Vienen las multitudes a manifestar de mil maneras que son los soberanos del mundo al principio de una civilización no violenta que crecerá y que durará, durará y durará.

# POST DATA

*Al concluir estas páginas reconozco que tu búsqueda y la mía son una labor de toda la vida que se realiza con creciente agrado porque no existe en el mundo algo que prefiriéramos hacer. Te he contado de mi búsqueda, no de un hallazgo definitivo, ni de algo elaborado y concluido para luego ser guardado en un armario. Sí, lo nuestro es la labor que continúa toda una vida. Es el camino que continúa mientras nuestros actos se suceden y se van acumulando en el cuerpo y la memoria, mientras transcurre el tiempo y los eventos nos van cambiando.*

*Si nos preguntan qué ganamos con este caminar diremos que vamos ganando en compasión, en flexibilidad, en tolerancia y fe en que la vida no necesariamente termina con la muerte. Ya propósito de la vida y la muerte, tú y yo diremos que en este camino de transformación, nuestras vivencias externas e internas, en sueños o en semisueño, ocasionalmente en un nivel de conciencia del estar-despiertas-realmente, o en la inspiración de un poema, nos van haciendo cada día más no violentas y verdaderamente solidarias.*

*Te digo que aspiro a sentirte en mi propia carne y a tratarte como quisiera que me trates.*

*Ya sabes que a veces casi al azar, por coincidencia, atisbamos, casi rozamos y saboreamos otro modo de ser, aquella forma de estar y de sentir en la que reconocemos la clave y el sentido de nuestra existencia. Esa es nuestra verdad.*

*Tú y yo comprendemos que la vida es sagrada -yo lo vi en la alta cordillera, lo vi en Chinatown, lo vi en el desierto y sé que lo volveré a ver mañana quién sabe donde. Sí, tú dices que la vida es sagrada. Yo concuerdo y agrego que el evento más importante en la vida es la muerte como paso hacia una nueva fase de la existencia. Siendo así, tú y yo coincidimos en que todo ser humano, el portador y guardián de lo sagrado, debe* tener el derecho inalienable y la amplia oportunidad de prepararse para dicho acontecimiento. Y entiendo como preparativo el superar no sólo la violencia que nos rodea sino que también la que se alberga en nuestro fuero interno. Comprendo que debemos cultivar actos que allanen la senda hacia la unidad y continuidad de la propia existencia. Toda persona debiera contar con el aliento de sus seres queridos y con el apoyo de la sociedad en que le toca vivir para cumplir con este cometido. Entonces, declaremos juntas que no existe en esta tierra persona o entidad que tenga el derecho a decidir la hora y el día de tu muerte, de la mía, o de la de nadie y, que tú y yo deseamos nunca tener en nuestras manos la vida de otro. Sí, ambas comprendemos que el dolor y el sufrimiento aun entorpecen nuestro paso y es allí donde concentramos nuestra rebeldía, en el esfuerzo por liberarnos de las ataduras que aun nos tienen en la prehistoria humana.

Sí, la violencia es como el fuego que nos hace huir aterrados. Pero, como ha ocurrido con el fuego, tú y yo creemos que la conquista y la superación de la violencia traerán importantes beneficios para la gente. Con las horas y los años se me va haciendo claro que la no violencia es una herramienta capaz de transformar aquella fuerza destructiva en fuerza que ayuda a la evolución. Esta es la respuesta más despierta y sana frente al simple impulso de huir o de sucumbir al sufrimiento y la destrucción. Esta es la senda de quiénes se rebelan al determinismo y la inercia; es la senda del héroe verdadero en su implacable marcha hacia el futuro. En la estela del Parque Los Manantiales de Chile hoy figura el nombre de mi padre, que también es tu padre, en un homenaje póstumo a la noble causa de la no violencia.

# SOBRE LA AUTORA

Nacida en Santiago de Chile a mediados del siglo pasado de padres sureños, Patricia Ríos siempre estuvo cerca de la expresión artística. Sus estudios incluyen las artes plásticas y audiovisuales, la danza contemporánea, el teatro coral y la pantomima. En 1978 se traslada a Nueva York para continuar sus estudios de danza y ahí se radica. Durante la década de los 80 se casa, tiene dos hijos y vive en Texas, California, Massachussets. En 1990 vuelve con su familia a Nueva York y vuelve a los estudios en Marymount Manhattan College, donde se recibe de intérprete y traductora, profesión en la que se desempeña hasta hoy. En 1999 comienza a interesarse en las letras inspirada por el escritor argentino, Isaías Nobel. Comienza con la poesía, luego incorpora la narrativa y pronto comienza a incursionar en el guión para películas. En la actualidad experimenta con una nueva forma de literatura que no es ficción, ni deja de serlo y, que surge de la experiencia existencial de la búsqueda del sentido en la vida y la trascendencia espiritual. Integra desde 2001 el Grupo Antoja de artistas plásticos y gráficos, músicos y escritores siloistas, con quienes edita en Argentina un poemario titulado *Hoy Atravesaré Muros, en 2005*. Sus escritos han aparecido en revistas, periódicos y en Internet en Chile, Argentina, España y EEUU.

# INDICE